குழந்தைகள் தாமாகவே வளர்கிறார்கள்

குழந்தைகள் தாமாகவே வளர்கிறார்கள்

அக்கு ஹீலர் தா. சக்தி பகதூர்

எதிர்
வெளியீடு

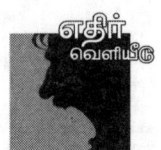

குழந்தைகள் தாமாகவே வளர்கிறார்கள்
அக்கு ஹீலர் தா. சக்தி பகதூர்

முதல் பதிப்பு: மே 2019
மூன்றாம் பதிப்பு: பிப்ரவரி 2025

எதிர் வெளியீடு,
96, நியூ ஸ்கீம் ரோடு, பொள்ளாச்சி – 642 002
தொலைபேசி: 04259 – 226012, 99425 11302

விலை: ரூ. 90

Kulanthaikal Thaamaakave Valarkiraarkal
Acu Healer D. Sakthi Bahadur
Copyright © D. Sakthi Bahadur

First Edition: May 2019
Third Edition: February 2025

Published by
Ethir Veliyeedu, 96, New Scheme Road, Pollachi - 642 002
email: ethirveliyedu@gmail.com
www.ethirveliyeedu.com

ISBN : 978-93-87333-57-4
Cover Design: Vijayan
Printed at Jothy Enterprises, Chennai.

All rights reserved. No part of this book may be reprinted or reproduced or utilised in any form or by any electronic, mechanical or other means, now known or hereafter invented, including photocopying and recording, or in any information storage or retrieval system, without permission in writing from the Publisher.

சமர்ப்பணம்

தாயின் முகம் அறியா என்னை
தாங்கி நின்று வளர்த்தெடுத்து ஆளாக்கிய
என் தாயாரின் இரண்டு சகோதரிகளுக்கும்
இந்நூல் சமர்ப்பணம்

முன்னுரை

ஒரு விதை மண்ணில் விழுந்து முளைக்கிறது. கீழே வேரும், மேலே தளிரும் விட்டு வளர்கிறது. அது செடியாகவோ, கொடியாகவோ, மரமாகவோ தனித்த அடையாளத்தைப் பெறுகிறது. விலங்குகள், பறவைகள், மீனினங்கள் யாவும் இணை சேர்ந்து தம் இனத்தைப் பெருக்குகின்றன. தாம் பெற்றவை இரை தேடத் தயார் ஆனதும் தம்மில் இருந்து விலக்கி வைத்து விடுகின்றன. தாம் பெற்றவை என்னவாக வேண்டுமென்று அவை பிடிவாதம் பிடிப்பதில்லை. தம் போக்கில் வளரவிட்டு ஒதுங்கிக் கொள்கின்றன. இயற்கையைச் சார்ந்து வாழும் உயிர்கள் அனைத்திற்கும் உணவைப் பேராற்றல் வழங்குகிறது.

ஆறறிவு படைத்த மனிதன் மட்டுமே தம் பிள்ளைகள் தம்முடனே இருக்க வேண்டும் என்றும், அவர்கள் தனித்த அடையாளம் பெற்ற பின்பும் தான் அவர்களுடனே இருக்க வேண்டும் என்றும் விரும்புகிறான். மாங்கு மாங்கென்று தானும் மனப்பாடம் பண்ணாத குறையாகப் பிள்ளைகளைப் படிக்க வைத்து, வேலையில் அமரும் வரை மூச்சைப் பிடித்துப் பின் அதே வேகத்தில் கல்யாணம் பண்ணிக் கொடுத்து, கண்காணாத தொலைவில் இருக்கச் செய்து விட்டு, "எம் பிள்ளையப் பாக்க முடியல, பேரக் குழந்தை எம் மடியில தவழல" என்று புகார் மனு வாசித்துக் கொண்டிருக்கிறான். குழந்தைகள் நமக்குப் பிறக்கிறார்கள். அதனாலேயே பிற்காலத்தில் அவர்களுக்கும் தனக்கும் பிணக்கு ஏற்படும் பொழுது "உன்னையெல்லாம் பெத்து, வளர்த்து, ஆளாக்கி" என்று ஒரு டெம்ப்ளேட் டயலாக்கை எடுத்து விடுகிறான்.

உண்மையில் நாம் பெற்றோம். வளர்க்கிறோமா? இல்லை அவர்களாகத் தானே வளர்கிறார்கள். அதை நாம்

உணர்வதில்லை. அதனால்தான் பிள்ளைகளை வளர்க்கிறேன் என்று அவர்களது வளர்ச்சியில் குறுக்கீடு செய்கிறோம். முடிந்தால் யூரியாப் போட்டுக் கூட வளர்த்து ஆளாக்கும் அளவிற்கு அவசரமாக வளர்ந்து விட வேண்டுமென விரும்புகிறான். இப்படியான குறுக்கீட்டின் காரணமாகத் தன் விருப்பப்படியும் இல்லாமல், நம் விருப்பப்படியும் இல்லாமல் பிள்ளைகள் ரெண்டுங்கெட்டானாக வளர்ந்து நிற்கிறார்கள்.

பிற்காலத்தில் தமக்குப் பிடிக்காத ஒன்றைச் செய்யும் பொழுது மனைவி, கணவனைப் பார்த்து சொல்வார் "நீங்க வளர்த்த லட்சணம் அப்பிடி" என்று. பதிலுக்கு கணவன், மனைவியைப் பார்த்துச் சொல்வார் "படிச்சுப் படிச்சுச் சொன்னேனே செல்லம் கொடுத்து வளக்காதேன்னு. உன்னாலதானே இப்போக் கெட்டுக் குட்டிச் சுவரா வந்து நிக்கிறான்" என்று சண்டையிட்டுக் கொள்வார்கள்.

தந்தையின் கண்டிப்பும் கூடாது, தாயின் செல்லமும் கூடாது என்றால் எப்படித்தான் பிள்ளைகளை வளர்ப்பதாம்.

நீங்கள் எங்கே வளர்கிறீர்கள். பிள்ளைகள் தாமாகத்தான் வளர்கிறார்கள். அவர்கள் சுதந்திரமாக வளர்வதற்கு நீங்கள் உறுதுணையாக இருங்கள் போதும் என்கிறார் சக்தி பகதூர். உறுதுணையாக இருப்பது என்றால் எப்படி? அதற்குப் பிற உயிரினங்கள் தாம் பெற்றவற்றை எப்படி வளர்க்கின்றன என்பதை எடுத்துக்காட்டாக முன்வைக்கிறார்.

இப்படி மற்ற உயிரினங்கள் எப்படி இனப்பெருக்கம் செய்கின்றன? எப்படி வளர்க்கின்றன - தவறு - வளர்ச்சிக்கு உறுதுணையாக இருக்கின்றன என்பதை நுணுக்கமான விவரணைகளுடன் முன் வைக்கிறார்.

எந்தத் தாய்க் குரங்கும் தன் குட்டியின் கையைப் பிடித்து மரக் கிளையின் மீது கூட்டிச் செல்வதில்லை. இடுப்புத் தாங்குகிற எடையைக் குட்டி எட்டும் வரைத் தன் இடுப்பைப் பிடித்துக்கொள்ள அனுமதிக்கிறது. அது கைகளுக்கு வலுக் கூட்டுவதற்கானப் பயிற்சியும்கூட, குட்டி, கிளைக்குக் கிளை தாவும் ஆற்றலைப் பெற்றதும் அப்படியே விட்டுவிடுவதில்லை. எட்ட இருந்து கண்காணித்துக்கொண்டே இருக்கிறது. தன்னைத் தாங்கவொண்ணாதக் கிளையைப் பற்றிய குட்டி கீழே விழுந்தால் அதனைத் தன் கூட்டத்துடன் சேர அனுமதிக்க மாட்டாள் தாய்க் குரங்கு.

எனவே தவறி கீழே விழுந்த குட்டி, உடைந்த கிளையைத் தலையில் தூக்கி வைத்துக்கொண்டு ஆடிக் காட்டுவதன் மூலம் "இது சும்மா விளையாட்டு. நான் தவறிக் கீழேவிழலை" என்று சொல்கிறதாம். கூட்டத்தை விட்டு விலக்கி வைக்கும்படித் தாய்க்குரங்கிற்கு கோபம் வந்து விடாதவாறு கவனத்தைத் திசை திருப்புகிறதாம்.

பிற உயிரினங்கள் தாம் பெற்றவற்றை எப்படி வளர அனுமதிக்கின்றன என்பதோடு அவற்றினுள் ஊடாடும் உளவியலைக்கூட நுட்பமாக விவரிக்கிறார் சக்தி பகதூர். இது இவரது மூன்றாவது நூல்.

விலங்குகளின் இயற்கையான வாழ்க்கை முறையில் இருந்து மனிதன் கற்றுக்கொள்ள வேண்டியது நிறைய உண்டு. குறிப்பாக குழந்தை வளர்ப்பை நாம் அவற்றிடமிருந்து கற்றுக்கொள்ள வேண்டும் என்கிறார். விலங்குகளின் வாழ்க்கைமுறை பற்றி இவர் எழுதும் இரண்டாவது நூல் இது.

பிற உயிரினங்களின் சுய மருத்துவம் என்ற தலைப்பில் இவர் எழுதிய நூல் பரவலான கவனத்தைப் பெற்றது. விலங்குகள் பற்றி இவர் எழுதுவதற்கு யாரோ தயாரித்த ஆவணங்களில் இருந்து தகவல்களைச் சேகரிப்பதோ ஆய்வு செய்வதோ இல்லை. பின்னே? கற்பனை செய்துகொண்டு தனது தத்துவத்திற்கு ஏற்ப வளைத்து நெளித்து எழுதுகிறாரா? அதுவும் இல்லை.

வேறு எப்படித் தான் எழுதுகிறார்? பெரும்பாலும் தன்னனுபவத்தின் வாயிலாகவே எழுதுவதற்கான கருதுகோளை உருத்திரட்டுகிறார். அவ்வனுபவங்களைத் தான் கற்றுக்கொண்ட இயற்கை உடலறிவியல் தத்துவத்துடன் பொருத்தி எழுதுகிறார்.

முதலாவதாக இவர் தேர்ந்த விலங்குப் பிரியர். கால் நூற்றாண்டிற்கும் மேலாக முயல், காடை, வான்கோழி என்று தொழில் முறைக்காக வளர்த்து விற்பனை செய்கிறேன் என்று எவ்வளவு நட்டப்பட்டாலும், விலங்கு வளர்ப்பில் பட்ட கடனுக்காக வட்டி தீராமல் ஒண்ணாந்தேதி சம்பளத்தை அப்படியே பட்டுவாடா செய்துவிட்டு வெறுங்கையோடு வீடு திரும்புகிறவர். முழுச் சம்பளத்தையும் இப்படி பிற உயிரிகளுக்காகச் செலவிடும் சக்தி பகதூரை அவரது காதல் மனைவி முகத்துக்கு நேராகக் கடிவார். ஆனால் தமது வீட்டிற்குக் கொண்டு வந்து சேர்த்த புறா, பசு, நாய், பூனை, ஏன் சில நேரம் இந்தப் பட்டியலில் பாம்பிற்கும்கூட

இடமுண்டு. அத்தனை உயிர்களையும் தாம் பெற்ற பிள்ளையைப் போலவே பாச உணர்வோடு பார்த்துக் கொள்வார்.

ஒன்றாம்தேதி மின்வாரியச் சம்பளக்காரனின் சக்திக்குச் சற்றுக் கூடுதலான வளாகத்தில் அவரது வீடு. ஆனால் அதன் ஒரு மூலையில் தம் வசிப்பிடத்தைக் குறுக்கிக்கொண்டு முயல், புறா, கிளி, அணில் எனப் பலவிதமான கலவையான உயிரினங்களுக்கான காப்பிடமாக இருக்கிறது அவரது வீட்டு வளாகம்.

“தோழர் நேற்று ரெண்டு முதலைக் குட்டி வாங்கி வந்திருக்கேன்” என்று ஒருநாளும் மற்றொரு நாள், “இன்னக்கி ரெண்டு ஓநாய் எப்படியோ நம்ப வளாகத்துல புகுந்திருச்சி. அதுக்கு மாட்டுக்கறி வாங்கிட்டு வரணும்” என்றும் அவர் சொன்னால் அதில் வியப்பதற்கு ஒன்றுமில்லை என்கிற அளவிற்கு விலங்கு நேசர்கள் சக்தி பகதூர் - கௌசர் பானு தம்பதியர்.

தன்னுடன் வளர்பவை மட்டுமல்லாது தனக்குக் காணக் கிடைக்கிற அனைத்து வகையான பிற உயிரிகளிடமும் எப்படியோ இணக்கம் கொண்டு விடுகிறார். நினைவு சேகரமாகும் நாள்தொட்டே அவரிடம் இந்தப் பழக்கம் உண்டு. பிற உயிரிகளிடம் நெருங்கிப் பழகி, அவைத் தாம் பெற்ற குட்டிகளை எப்படி மெய்யான பாசத்துடன் வளரத் துணை புரிகின்றன, ஒரு கட்டத்திற்குப் பின் அவற்றின் தனித்த வளர்ச்சிக்கான சாத்தியங்களை உருவாக்குகின்றன என்பதை எடுத்துரைக்கிறார்.

மனிதர்கள் ஏன் தம் பிள்ளைகளை தமது பிரதிகளாக மாற்ற முயற்சிக்கிறார்கள்? என்று எள்ளல் தொனியில் கேள்வி எழுப்புகிறார்.

அவரது கேள்விக்குப் பதில் தேடும் முயற்சிக்கு நம்மைத் தூண்டுவதற்கு மேலாக எல்லை தாண்டி தன் வாசகர்களுக்கு அவர் எதையும் போதிப்பதில்லை. எப்படி விலங்குகள் தம் குட்டிகளிடமிருந்து ஒரு தொலைவில் நின்று கொள்கின்றனவோ அதேபோல இவரும் நம்மிடம் சுட்டிக் காட்டுவதோடு தொலைவில் நின்று கொள்கிறார்.

குரங்குக் குட்டியின் உளவியல் பற்றி அவர் கூறுவதைக் கூட விட்ட குறை தொட்ட குறை மிச்சமிருக்கும் நமது மூதாதையின் உளவியலை உற்று நோக்கி எடுத்துரைப்பதாக் கொள்ளலாம். ஆனால் மீனினத்தில் பெண் மீன் முட்டையிட்டுக் களைத்துப்போக,

முட்டைத் திரளை ஆண் மீன் எப்படிப் பாதுகாக்கிறது என்பதையும், பொரிந்து முட்டையினின்று வெளி வந்த மீன் குஞ்சுகளுக்கு எப்படி நீந்தக் கற்றுக் கொடுக்கிறது என்பதையும் ஓர் ஆவணப்படம் போலத் துல்லியமாகக் காட்சிப்படுத்துகிறார்.

“என்னது மீன் குஞ்சுக்கு நீந்தக் கற்றுக் கொடுப்பதா?” ஆம். நீரினுள் மூழ்கிச் சுவாசிக்கக் கற்றுக்கொடுக்கிறது ஆண் மீன் என்கிறார். மனிதர்களில் ஒருவனுக்கு ஒருத்தி என்ற வரையறை வகுத்து வைத்திருந்தாலும் மனைவி பேறுகாலத்தில் தாய் வீட்டுக்குப் போய்விட்டால் குழந்தை பிறந்து அவள் வீடு திரும்பும்வரை புருசன் புது மாப்பிள்ளை என்பது மேன்மக்கள் புரிந்துணர்வாக ஒப்புக் கொள்ளப்பட்டிக்கிறது. ஆனால் பிற விலங்குகள் பலவும் தமது குட்டியையும், குஞ்சுகளையும் ஆளாக்கும் பொறுப்பினைத் தந்தை அல்லது தாய் ஏற்றுக் கொள்கின்றன. தன்னை நாகரீகனாகக் காட்டிக் கொள்ளும் மனிதன் விலங்குகளிடமிருந்து கற்றுக்கொள்ள வேண்டிய வெகு உயரிய பண்பு இது என்பதை நயமாகப் போகிற போக்கில் சொல்லிச் செல்கிறார்.

நாம் அரிதாக தூக்கணாங் குருவிக் கூடு பார்த்திருப்போம். பெண் குருவி எப்படித் தன் இணையைத் தேர்வு செய்கிறது. ஆண் குருவி கட்டிய கூட்டைப் பெண் குருவி வந்து பார்வையிடும். அங்கே ஆண் குருவி “இது தான் நான் உனக்காகக் கட்டிய வசந்த மாளிகை. வானத்து நட்ச்சத்திரங்களை எல்லாம் பறித்து வந்து விளக்காக அலங்கரித்திருக்கிறேன்” என்று வெறும் பிலிம் காட்ட முடியாது. அந்தக் கூடு தனக்குப் பிடிக்கவில்லை என்றால் பெண் குருவி கூட்டினைப் பிரித்துப் போட்டுச் சென்று விடும். ஆண் குருவி மறுபடியும் முதலில் இருந்து கட்டி, பெண் குருவி சேட்டிஸ்பை ஆன பிறகுதான் இணையருக்கு இடையே கூடுதல் நடக்கும். அத்தனை உணர்வுபூர்வமானது தூக்கணாங் குருவியின் இணை சேரல்.

அதிலும் கூட்டுக்குள் பாம்பு அணில் போன்றவை புகுந்து விடாமல் இருக்க வழி அமைப்பது, குஞ்சு பொரித்த பின்பு கூட்டுக்கு ஒளியேற்ற களிமண்ணை ஒட்ட வைத்து அதில் மின் மினிப்பூச்சிகளை பொறுத்தி வைப்பது பற்றியெல்லாம் சொல்லிக் கொண்டு போவது மிகவும் அரிதான ரசிப்பிற்குரிய செய்திகள்.

பிற உயிரிகளின் கருத்தொருமித்த இணைச் சேர்க்கை பற்றிச் சொல்லிக்கொண்டு போகும்போது ஆறறிவு படைத்த மனிதக் காதல்

ஏன் இன்னமும் கூடல் அளவிற்கு உயராமலே இருக்கிறது? என்று கேட்கிறார். காதலுக்கு எதிரான அருவாள் தூக்கலையும், ஆணவக் கொலையையும் சுட்டிக் காட்டி அவனது அறிவுத் தலையில் குட்டு வைக்கிறார்.

தெருவோர நாய்க்குச் சுரக்கும் அன்புப் பால் ஏன் ஒரு மனிதத் தாயின் மார்பில் சுரப்பதில்லை என்று கேட்டு அதற்கான காரணத்தையும் விளக்குகிறார்.

மனிதன் பசுமைப்புரட்சி செய்கிறேன் என்று நிலத்தில் மண் புழுவையும் அழித்து விட்டான். பயிர்களுக்கு நன்மை செய்யும் பூச்சிகளையும் அழித்தான், தன் வாழிடத்தில் கொசுக்களையும் அழித்தான். இறுதியாகத் தனக்கு உணவு வழங்கும் விவசாயிக்கும் பாலிடால் அழித்துக் கொல்கிறான் என்று இயற்கை சார் அறத் தர்க்கத்தையும் நிறுவுகிறார்.

குறைவான பக்கங்களே கொண்டிருந்தாலும் வரிக்குவரி அடர்த்தியான செய்திகளை உள்ளடக்கிய வகையில் கனமான நூல் இது. பேச்சு மொழியையே எழுத்து மொழியாக மாற்றி இருப்பதால் உயிர்ப்பான உரையாடலாகவும் இருக்கிறது.

விலங்குகள் பறவைகள் குறித்தும் சுற்றுச்சூழல் குறித்தும் தமிழில் பரவலாக நூல்கள் வந்து கொண்டிருக்கும் நற்காலம் இது. பிற உயிரிகளின் வாழ்க்கையுடன் மனித வாழ்க்கையை ஒப்பு நோக்குகிற வகையில் இது தனித்துவமான நூலாகும்.

தம் வாழ்வின் பெரும்பகுதியை பிற உயிரிகளுடன் பகிர்ந்து கொள்ளும் சக்தி பகதூர் - கௌசர்பானு தம்பதியர் தமது அனுபவங்களை அரிய எழுத்துப் படைப்பாகத் தருவது வாசிப்பவரை மேலும் மேலும் செழுமையாக்கும்.

வாழ்த்துகளுடன்
போப்பு

ஆதி மனிதன் காடுகளில் அலைந்துக் கொண்டிருந்தபோது மற்ற விலங்கினங்களுக்கும் அவனுக்கும் பெரிய வித்தியாசம் ஏதும் இல்லை.

என்றைக்கு மனிதன் நெருப்பை கையாளத் தொடங்கினானோ அன்று முதல் மிருகங்களிலிருந்து வேறுபட்டு தனித் தன்மையடையத் துவங்கினான்.

அடுத்த நாள் உணவிற்காக தானியங்களையும் கனிகளையும் சேகரிக்கத் தொடங்கிய பின்னர் விவசாயம் தோன்றியது.

வேட்டைக்கும் விவசாயத்திற்கும் கருவிகளை கண்டறிந்து தன் உழைப்பை எளிமையாக்கிய மனிதன், மரங்களையும் குகைகளையும் துறந்து சமவெளிகளில் குடில் அமைக்கக் கற்றுக் கொண்டான். குழுக்களாக இருந்தவர்கள் தங்களுக்கென கிராமங்களை உருவாக்கிக் கொண்டனர்.

ஆதி மனிதக் கண்டுபிடிப்புகளிலேயே முக்கியத்துவம் வாய்ந்தது சக்கரங்களின் கண்டுபிடிப்பு! ஆம், கனமான பொருட்களை இழுத்துச்செல்ல உருட்டுக்கட்டைகளை பயன்படுத்திய மனித அறிவு அதையே சக்கரங்களாக மாற்றி வெற்றி கண்டது.

சக்கரப் பயன்பாட்டின் பரிசுதான் இன்று நாம் காணும் இந்த நவீன உலகம். இப்படி அறிவின் உச்சகட்ட வளர்ச்சியில் உள்ள நமக்கு இன்னும் தெளிவுபடாமல் உள்ள அறிவு உணவு உண்பது பற்றியதுதான். ஆம். ஓரறிவு துவங்கி ஐந்தறிவு விலங்குகள் வரை தனக்குப் பிடித்த உணவுகளை உண்டு ஆரோக்கியமாக வாழ்ந்து வருகின்றன. அறிவின்

உச்சத்திலிருக்கும் நாமோ, ஆரோக்கியமான உணவு எது என்று ஊட்டச்சத்து நிபுணர்களின் பின்னால் அலைந்துக் கொண்டுள்ளோம்.

தனக்கான உணவு எது அதை எப்படி உண்பது என்பதை மறந்த நமது அடுத்த பிரச்சினை, நம் குழந்தைகளுக்கு எதை உணவாகக் கொடுப்பது? குழந்தைகளை எப்படி வளர்ப்பது? என்பதுதான்.

இப்படி யோசிக்க வைப்பது நமது இந்த சேகரிக்கப்பட்ட அறிவுதான். நாம் அறிவை வளர்த்துக்கொண்டதாக எண்ணி நமது உள்ளுணர்வைத் தொலைத்துவிட்டோம். ஆனால் ஐந்தறிவுகொண்ட உயிரினங்கள் தங்கள் உள்ளுணர்வால் யார் ஆலோசனையும் இன்றி அருமையாக தங்கள் குழந்தைகளை வளர்க்கின்றன.

குழந்தை வளர்ப்பு பற்றி தெரிந்து கொள்வதற்கு நம்மைச் சுற்றியுள்ள சக உயிரினங்களைப் பார்த்தாலே போதும். உதாரணத்திற்கு ஒரு சின்ன தூக்கணாங் குருவியின் குடும்பத்தைப் பாருங்கள்!

தூக்கணாங்குருவிக் கூடு

நம் வீட்டு மரத்தில் ஒரே ஒரு குருவிக்கூடு கட்டியிருந்தாலே போதும், விடியலிலும் அந்தியிலும் சண்டையும் சச்சரவும் கூச்சலும் கும்மாளமுமாக வரும் குருவிகளின் சத்தங்களை கேட்கும்போது...

> குழலினிது யாழினிது என்பர் மரத்தில்
> குருவி சத்தம் கேளாதோர்.

என்று திருக்குறளையே மாற்றி எழுதத் தோன்றும்.

“குருவிக்கூடு மாதிரி இருந்த குடும்பங்க”, அது இப்ப என்னாடான்னா “குருவிக்கூட்டை கோலவிட்டு கலச்ச மாதிரி திசக்காலுக்கு ஒன்னா பறந்து போயிடுச்சுங்க.” கூட்டுக் குடும்பமா இருந்து தனித்தனியே பிரிந்துபோன குடும்பங்களைப் பார்த்து கிராமங்களில் பேசிக்கொள்ளும் வாசகம் இது. கலகலவென்று இருக்கும் குடும்பங்களை குருவிக்கூடு என்றுதான் சொல்வார்கள்.

அப்பா, அம்மா, தாத்தா, பாட்டி, பெரியப்பா, பெரியம்மா, சித்தப்பா, சித்தி, அண்ணன், அண்ணி, அக்கா, அத்தான், தங்கை, மச்சான், அத்தை, மாமி, மாமா, பங்காளி, பேரன், பேத்தி, ஓரகத்தி, நார்த்தனார், சகலை, கொளுந்தியாள், கொளுந்தனார், மருமகன்,

மருமகள் என்று ஒரே வீட்டுக்குள் எவ்வளவு உறவுகள்? மக்கள் தொகை பெருக்கத்தை காரணம் காட்டி வீட்டுக்கு ஒரே ஒரு குழந்தை போதும் என்கிறார்கள். இப்படியே நாலு தலைமுறை கடைப்பிடித்தால் பிறகு நம் குழந்தைகளுக்கு எந்த உறவும் இல்லாமலே போய்விடும். ஆனால் இந்தக் குருவிகள் இவ்வளவு உறவு முறைகளை தங்களுக்குள் வைத்துக் கொள்வதில்லை. இறக்கை முளைக்கும் வரைதான் பெற்றவர்கள் பிள்ளைகள் என்ற உறவு, இரை தேடக் கற்றுக் கொள்ளும் வரைதான் சகோதரன் சகோதரி உறவு, இணைந்து இருக்கும் வரைதான் திருமண உறவு என்று எளிமையான உறவுமுறைகள் வைத்திருக்கின்றன. ஆனால், அவற்றின் சமுதாய உறவு என்பது மனித உறவுகளைவிட மேம்பட்டதாகவே உள்ளது.

குருவிக்கூடுகளிலேயே மிகவும் அழகானதும் ஆச்சரியமானதும் தூக்கணாங் குருவிக் கூடுதான். உலகின் எவ்வளவு சிறந்த கலைஞனாலும், நவீன இயந்திரத்தாலும் இப்படி ஒரு கூட்டை உருவாக்கவே முடியாது.

வயற்காட்டு கிணற்றங் கரையிலிருக்கின்ற ஈச்சை அல்லது தென்னை மரங்களிலோ, ஏரிக்கரையிலிருக்கிற கருவேல மரங்களிலோ, குருவிகளின் சமுதாயக் கூட்டம் நடக்கின்றது. இது கூட்டமா? இல்லை பஞ்சாயத்தா? என்று தெரியவில்லை. வழக்கத்துக்கு மாறாக குருவிகளின் சத்தம் அதிகமாக இருக்கின்றது. சண்டையும் சச்சரவும், கூச்சலும் குழப்பமும், கும்மாளமுமாக சத்தம் காதைப் பிளந்தாலும் ரம்மியமாக இருக்கிறது.

அவற்றிற்கு இது கல்யாணக் காலமாம்! எல்லா உயிரினங்களையும் போல இந்த தூக்கணாங் குருவிகளும் தனக்குத் தகுந்த துணையை தேர்த்தெடுக்க இங்கே கூடியிருக்கின்றன.

சமுதாயத்திற்கு நல்ல குழந்தைகளை தருவதுதான் ஒவ்வொரு தம்பதியரின் கடமையாகும். நல்ல ஆரோக்கியமான இணையரினால் தான் ஆரோக்கியமான வாரிசுகளைத் தர முடியும். எனவே குழந்தை வளர்ப்பு என்பது திருமணத்தில் இருந்துதான் ஆரம்பிக்கிறது.

என்னது குருவிங்ககூட கல்யாணம் செய்து கொள்ளுமா? அதுவும் தனக்குத் தகுந்த துணையை தேர்த்தெடுக்க கூட்டமாக கூடி முடிவெடுக்குமா? நாம் நடத்துகின்ற திருமண சடங்குபோல தோன்றுகிறதே என எண்ணத் தோன்றுகிறதா?

நாம் நடத்துகின்ற கல்யாணத்தை விடுங்கள். இந்தக் குருவிகள் எவ்வளவு சிறப்பாக பெண் பார்த்து, கூடு கட்டி, குடும்ப வாழ்க்கை நடத்துகின்றன பாருங்கள்.

கல்யாணம் என்றால் முதலில் பெண் பார்க்க வேண்டுமல்லவா? அதற்குத்தான் இந்த பஞ்சாயத்து. கூட்டத்தின் முன்னர் இளம் ஆண் குருவிகள் கத்தியும் கூச்சலிட்டும் சண்டையிட்டுக் கொள்கின்றன. பருவம் வந்த பெண் குருவிகள் தனக்கான ஆண் யாரென்று நோட்டம் விடுகின்றன. சில சமயங்களில் திறமையான அழகனுக்காக பெண்களின் சண்டையும் உண்டு. கூட்டத்தின் இறுதியில் விடலைகள் தங்களுக்கான இணையை தேர்ந்தெடுக்கின்றன. தேர்ந்தெடுத்த இணையுடன் எல்லையில்லா இந்த வானில் வட்டமிட்டுச் சிறகடிக்க பறந்தும் விட்டன.

பிள்ளைகள் தங்கள் துணையை தானே தேர்ந்தெடுத்துக் கொண்டார்கள். இப்போது மனம் ஒத்துப்போன அந்த நொடியே மணமுடிந்து விட்டதாகக்கொண்டு பறந்தும் விட்டார்கள். இரு மனங்கள் இணைவதுதான் திருமணம் என்பதை செயல் படுத்தியும் விட்டார்கள். அப்போ இங்கே பெரியவர்களுக்கு என்ன வேலை? சும்மா பார்த்துக் கொண்டிருந்தார்கள். ஆமாம் பிள்ளைகள் தங்கள் வாழ்க்கையை துவங்குவதை சும்மா பார்த்துக் கொண்டிருந்தார்கள். அதேநேரத்தில் தாம் பெற்ற இந்த பிரபஞ்ச அறிவை பிள்ளைகளுக்கு வாழ்த்துகளாக மானசீகமாக அனுப்பிக் கொண்டிருந்தார்கள்.

இதே மனிதர்களாயிருந்தால்? ஆசைப்பட்ட இணையை தேர்ந்தெடுத்தாலே அருவா வெட்டுத்தான். சாதி மதம் பரம்பரைன்னு எவ்வளவு குலப்பெருமைகள் கூடவே கவுரவக் கொலைகள். சரி சரி சாதி மதம் பரம்பரை மாறி இணைந்தால்தானே இவர்களின் குலப் பெருமை கெட்டுப் போகும்? இவர்களுக்கு குடிக்க கூழும் குண்டிக்கு கோவனமும் இல்லாட்டியும் குலப்பெருமைதான் முக்கியம். அதனால் இந்த சாதி கட்டமைப்புக்கு பயந்து இளசுகள் தன் சமுதாயத்திலேயே இணையைத் தேர்ந்தெடுத்தால் அப்ப மட்டும் ஏற்றுக் கொள்வார்களா என்ன?

அது எப்படி...? பெரியவங்க எதுக்கு இருக்காங்க! அவங்கதான் இங்கு கூடிப்பேசி முடிவெடுப்பாங்க. குருவிக்கூட்டம் மாதிரி இல்லேங்க, நாம எல்லாம் ஆறறிவு படைத்தவர்கள். இன்னும் சொல்லப்போனால் கடவுளோட ஒவ்வொரு உறுப்பிலிருந்தும் தனித்தனியா வந்தவர்கள். இங்கே கல்யாணப் பேச்சில்

சம்மந்தப்பட்ட ஜோடிகளுக்கு தனக்காக பேச அனுமதி இல்லை. அது நம்ம கலாசாரமும் இல்லை.

வாழப் போகின்ற சிறுசுகளை விட்டுவிட்டு இந்த பெருசுங்க அப்படி என்னத்த பேசுவாங்க, எல்லாம் டப்புத்தான். காசு, பணம், துட்டு, மணி மணி... இது பற்றித்தான்.

பிள்ளையைப் பெற்ற தாய்மார்கள் இருக்கிறார்களே, இல்லாத சொத்தை ஆள்வதற்கு ஆண் பிள்ளை வேண்டும் என்று கோவில் கோவிலாய் அலைவார்கள். அன்பு, பாசம், உடை, உணவு, படிப்பு என அனைத்திலும் ஆண் பிள்ளைகளுக்கே முக்கியத்துவம். பெண் குழந்தைகள் ஏம்மா அண்ணனுக்கே எல்லாம் செய்யறே, என்று கேட்டால், அவன் ஆம்பள சிங்கம்டீ, இந்த குல வாரிசு, தலையில் குட்டுடன் பதில் வரும். ஆனால் அதே பாசக்கார அம்மாதான் கல்யாண சந்தையில் தன் மகனை, குலவாரிசைக் கூவிக் கூவி விற்பாங்க. மாட்டுச் சந்தை பேரத்தைவிட மாப்பிள்ளைச் சந்தை பேரம் ரொம்பவே லாவகமாக நடக்கும். அதிக விலை கொடுக்க தயாரா பலர் இருந்தால்? பரம்பரை சொத்தும் நிரந்தர வேலையும் உள்ள பெண்களுக்கே முன்னுரிமை.

வீட்டுக்கு வந்த மருமகள் வேலைக்கும் போயி சம்பாதித்தும் கொட்டனும். சமைத்தும் கொட்டனும். குறை ஏதும் வந்தால் மாமியார் கொடுமை ஆரம்பம். அதென்ன மாமியார் கொடுமை மாமனார் எதுவும் கேட்கமாட்டாரா? இப்படி எல்லா கெட்ட பெயரையும் மாமியாருக்கு வாங்கிக் கொடுத்துவிட்டு, எங்க மாமனார் தங்கமானவர் என்று மருமகளிடம் நல்ல பெயரும் வாங்கிடுவார். பெயரும் புகழும் வரதட்சனையும் சத்தமில்லாமல் சம்பாதிப்பவர் அவர் மட்டும் தான்.

பிழைக்கத் தெரிந்த மருமகளாக இருந்தால், எவ்வளவு சீக்கிரம் முடியுமோ அவ்வளவு சீக்கிரம் தான் விலைக்கு வாங்கிய கணவரை தனிக்குடித்தனம் அழைத்துப் போய்விடுவாள். எந்தப் பொருளும் விலைக்கு வாங்கியவருக்குத்தானே சொந்தம்! என்னைக் கேட்டால் வரதட்சணை கொடுத்துத் திருமணம் செய்த எந்தப் பெண்ணும் மாமனார் மாமியாரைக்கூட வைத்துக் கொள்ளக்கூடாது என்று சட்டமே போட வேண்டும். ஏற்கனவே அதுதான் நடந்துகிட்டிருக்கு என்று உங்க மைன்ட் வாய்ஸ் கேட்கிறது.

சரி, சரி இந்த மனிதர்களைப் பற்றி வேண்டாம். பறந்துப்போன குருவிகளை பற்றிப் பார்ப்போம். தனக்குப் பிடித்த துணையை

தேர்ந்தெடுத்தாயிற்று. சமூகத்தின் அனைவரது அங்கீகாரமும் கிடைத்தாயிற்று. இனிமேல் யாரும் அருவாள் தூக்கிக்கொண்டு வரப் போவதுமில்லை. முன்னாள் ஒருதலைக் காதலன் யாரும் ஆசிட் வீசப்போவதுமில்லை.

அடுத்தது என்ன? புது வீடுதான். குடும்பம் நடத்த வீடு வேண்டாமா? ஆணும் பெண்ணும் இணைந்து வீடு கட்ட இடம் பார்க்கின்றனர். உயரமான மரங்களின் (தென்னை ஈச்ச மரங்களுக்கு முன்னுரிமை) பூனைகள் மற்றும் குரங்குகள் ஏன் அணில்கூட செல்லத் தயங்கும் மெல்லிய வலுவான கிளைகள், மற்றும் கீற்றுகளின் முனைகள் தேர்ந்தெடுக்கப்படுகின்றன. கூடுதல் பாதுகாப்பு வேண்டி பாசனக் கால்வாய், கிணறு, ஏரி போன்றவற்றிற்கு நேர் மேலாக நீட்டியிருக்கும் கிளைகளுக்கு முன்னுரிமை கொடுக்கப்படும்.

இடம் பிடிக்க நடக்கும் சண்டை தன் இணையைக் கவர நடந்த சண்டையைவிடக் கடுமையாகவே இருக்கும். இந்தச் சண்டையிலும் ஆண் போட்டியாளர்தான் களமிறங்கி சண்டையிடுவார். பெண் வெறும் பார்வையாளர் மட்டுமே. இடம் உறுதியானவுடன் சிறு சிறு இலை நரம்புகள் மற்றும் நார்களைக்கொண்டு கூடு அமைக்கும் பணி ஆரம்பம். ஆணும் பெண்ணும் சேர்ந்தே கூடுகட்டும். சத்தமும் கூச்சலும் சிணுங்கலுமாய் சங்கேத மொழி பேசி தங்களின் காதலையும் கூட்டையும் சேர்ந்தே வளர்த்து வருவார்கள் இந்த இளம் ஜோடியர்.

கால் பாகம் கூடு வளர்ந்த நிலையில் திடீரென பெண் குருவி கீச் கீச் என்ற சத்தத்துடன் கூட்டை பிய்த்து எறிய ஆரம்பிக்கும். ஆணும் தன் பங்குக்கு சத்தமிட்டு பெண்ணைத் தடுத்து சண்டையிட ஆரம்பிக்கும்.

நன்றாகத்தானே போயிட்டிருந்தது. யார் கண் பட்டதோ? என்ற குழப்பம் வேண்டாம். பெரிதாக ஒன்றும் நடந்துவிடவில்லை. இது வரை கட்டி முடிக்கப்பட்ட கூடு இல்லையில்லை வீடு பெண்ணுக்கு திருப்தியளிக்கவில்லை. அதனால் பிய்த்து எறிந்து விட்டாள். ஆண் அவளின் மனதைப் புரிந்துகொள்ளவே சண்டையிடுகிறான். அடுத்தடுத்து இரண்டு மூன்று வாய்ப்புகள் கொடுக்கப்படும் பெண்ணின் மனதை கவரும் கூடு அமைக்கப்படவில்லையானால் ஆண் வேறு பெண்ணை தேடிப் போகவேண்டி நேரிடும்.

"கல்லானாலும் கணவன் புல்லானாலும் புருஷன்" என்கிற பழமொழியெல்லாம் பறவைகளிடம் இல்லை, தகுதி இருந்தால் தான் கணவன், தகுதி இல்லையென்றால் பழைய நண்பன்

அவ்வளவுதான். பெண் அடுத்த சுயம்வரத்திற்குத் தயாராகி விடுவாள். ஒரு பெண்ணை உடலளவில் திருப்திபடுத்துவதைவிட மனதளவில் திருப்திப்படுத்துவதுதான் மணவாழ்வின் வெற்றியே உள்ளது. இதை இந்தப் பறவைகள் நன்றாகவே புரிந்துகொண்டுள்ளன. பொதுவாக மனிதனைத் தவிர்த்த மற்ற உயிரினங்களில் பெண்களின் விருப்பத்திற்கே முக்கியத்துவம் தரப்படுகிறது.

பெண்ணின் மனதைத் திருப்திப்படுத்தாமல் பெண்ணுக்குத் தரும் உடல் இன்பம் அவர்கள் மேல் செலுத்தப்படும் பாலியல் வன்கொடுமைதான். இந்தத் தவறை மனிதன் தவிர்த்து பிற உயிரினங்கள் எதுவும் செய்வதில்லை. அதனால்தான் அனைத்து உயிரினங்களும் தத்தமது இனங்களுக்கென்று இயற்கை விதித்த கோட்பாடுகளை எப்போதும் மீறுவதில்லை. தங்கள் சமூகத்திற்கு எதிராகக் குற்றங்கள் புரிந்து சமூக விரோதியாவதும் இல்லை. இயற்கையோடு ஒத்திசைந்து போகும் அனைத்து உயிரினங்களும் இறைத்தன்மை உடையதுதானே! அதனால்தான் பிற உயிர்களிடம் தனியாக இறைவணக்கமும் இல்லை, தன் இறைவனை காக்க யுத்தம் புரிவதும் இல்லை!

"விதை ஒன்று போட்டால் சுரை ஒன்றா முளைக்கும்" என்று சொல்வார்கள். குழந்தைகளை நல்ல முறையில் வளர்ப்பது எப்படி என்று புத்தகங்களைத் தேடிப் படிப்பதைவிட நல்ல பிள்ளைகளை பெற்றுக்கொண்டால் போதுமே. அவர்களே நல்ல முறையில் வளர்ந்துவிடப் போகிறார்கள்!

"எந்தக் குழந்தையும் நல்ல குழந்தைத்தான் மண்ணில் பிறக்கையிலே... அது நல்லவராவதும் தீயவராவதும் அன்னை வளர்க்கையிலே" என்று நீங்கள் பாடுவது கேட்கிறது.

உண்மைதான். நல்ல குழந்தைகள் பிறப்பதற்கும் நல்ல சூழல் வேண்டாமா?

"சட்டியில இருந்தால் தானே அகப்பையில் வரும்."

இந்த நல்ல சமுதாயச் சூழலைத்தான் பறவைகள் தங்கள் குழந்தைகளுக்குத் தருகின்றன.

ஒருவழியாக கூடு கட்டியாயிற்று! இளம் பறவைகளின் திருமண பந்தமும் இதன் மூலம் உறுதிப்படுத்தப்பட்டது. கூடு என்றால்

சாதாரண கூடு இல்லை, வலிமையான கோட்டை போன்றது. புயலில் மரமே வேரோடு சாய்ந்தாலும், தூக்கணாங்குருவிக் கூட்டை மட்டும் தனியாகப் பிரிக்க முடியாது. அந்த அளவுக்குப் புயலையும் மழையையும் தாங்கும் வகையில் வலிமையாக வடிவமைக்கப்பட்டிருக்கும். தலைகீழாகத் தொங்கும் கூட்டின் வாயிற் கீழ்புறமாகவும், குறுகலாகவும் நீண்டிருக்கும். இதனால் எந்த எதிரிப் பறவையினமும் உள்ளே தலையைவிட்டு முட்டைகளையும் குஞ்சுகளையும் வேட்டையாட முடியாது.

சில நாட்களில் பெண் குருவி தாங்கள் கட்டிய கூட்டில் முட்டைகளை இடும். பாட்டும் கூச்சலுமாக வானில் சிறகடித்து வாழ்ந்த வாழ்க்கைக்கு இயற்கை கொடுத்த பரிசுதான் அது. முட்டைகளை ஆணும் பெண்ணும் சேர்ந்தே அடைகாத்தல் என்னும் தவமிருந்து குஞ்சுகளைப் பொரிக்கின்றன. குழந்தை வளர்ப்பிலும் பெற்றோர் இருவரின் பங்களிப்பும் சேர்ந்தே இருக்கும்.

குஞ்சுகள் கண்திறந்து முழுமையாக வளரும் வரையில் கூட்டுக்குள்ளேயே இருந்து தாய் தந்தையரின் செயலைக் கவனித்து வருகின்றன. கவனிப்பின் மூலம்தான் பிரபஞ்சத்தின் அனைத்து உயிரினங்களும் கற்றுக் கொள்கின்றன. காலையில் குஞ்சுகள் பசியுடன் கண் விழிக்கின்றன. தாய்ப் பறவைக்கும் நல்ல பசி.

பசியுடன் கூட்டை விட்டு வெளிவருகின்றன. உணவுக்கு என்ன செய்வது? எங்கே போவது? உணவு கிடைக்குமா? என்ற கேள்வியும் அங்கில்லை, உணவு கிடைக்கும் இடம் பற்றிய எந்தத் தகவலும் இந்த வினாடி வரை கிடைக்கவில்லை. நம்பிக்கை மட்டுமே இங்கு மூலதனம்.

தூக்கணாங் குருவி மட்டுமல்லாமல் அனைத்துப் பறவையினங்களும் காலையில் எழும்போது இரை எந்த திசையில் கிடைக்கும் என்பதை அறிந்திருப்பதில்லை. தனக்கான உணவு கிடைத்தே தீரும் என்ற அசைக்க முடியாத நம்பிக்கையை இயற்கையின் மீது வைக்கிறது. இயற்கை அதற்கு உணவிருக்கும் திசையைக் காட்டுகிறது. பறவை பறந்து சென்று தனக்கும் தன் பிள்ளைகளுக்குமான இரையை எடுத்துக்கொள்கிறது.

உணவு அளவுக்கதிகமாக கொட்டிக் கிடந்தாலும் குருவிகள் தேவைக்கு அதிகமாக உண்பதில்லை. அபரிமிதமான உணவை அடுத்த உயிரினங்களுக்காக அங்கேயே விட்டுவிட்டு வந்து விடுகின்றன. அடுத்தவேளை உணவைப் பற்றிய கவலையும்

அவற்றிற்கில்லை. அடுத்த வேளைக்கான உணவை தன் கூட்டில் பதுக்கி வைப்பதும் இல்லை. பதுக்கிய உணவை அடுத்த பறவைக்கு பிச்சை போட்டு சக உயிரியை பிச்சைக்காரராகவும், தன்னை தர்மவானாகவும் காட்டிக் கொள்வதில்லை. அவைகளின் மனதும் உடலும் லேசாக இருப்பதனால் தானோ என்னவோ உயர உயர பறந்துக்கொண்டே இருக்கின்றன.

மாலை நேரம் வந்துவிட்டது. தாய்ப் பறவைகளுக்கும் குஞ்சுகளுக்கும் வயிறார உணவும் கிடைத்துவிட்டது. இருட்டுவதற்கு இன்னமும் கொஞ்ச நேரம்தான் உள்ளது. தந்தையும் தாயும் கூட்டை விட்டு மெல்ல வெளியே வந்து எட்டிப்பார்க்கிறார்கள். வாய்க்கால் ஓரம் இருந்து சிறு உருண்டை களிமண்ணை தாயும் அதற்கருகிலேயே புதரிலிருந்து ஒரு சிறு பூச்சியை தந்தையையும் கொண்டு வருகிறார்கள்.

கூட்டினுள் களிமண் உருண்டையை நிறுத்தி ஒட்டவைக்கிறாள் அன்னை. அதில் தான் கொண்டுவந்த சிறு பூச்சியை செருகி வைக்கின்றான் தந்தை. சிறிது நேரத்திற்கெல்லாம் பறவைக் கூட்டினுள் மினுக் மினுக்கென மெல்லிய வெளிச்சம் பரவி பிள்ளைகள் பயமின்றி உறங்க வழி செய்கிறது. வெளிச்சம் எப்படி வந்தது என்று கேட்கிறீர்களா? அப்பா பறவை கொண்டு வந்தது வேறெந்த பூச்சியும் இல்லை. மின்மினிப் பூச்சிதான் அது. வீட்டுக்கு விளக்கேற்றுவது பெண்ணின் வேலைதானா என்ன? மின்மினிப் பூச்சிகளின் வெளிச்சத்தில் குடும்பமே நிம்மதியாக கண்ணுறங்குகின்றன.

குஞ்சுகள் இறகு முளைத்து கூட்டை விட்டு வெளியே வருகின்றன. தாயும் தந்தையும் அவற்றிற்கு பறக்கவும் இரை தேடவும் கற்றுத்தருகின்றன. சிறிது காலத்தில் குஞ்சுகள் தாய் தந்தையரின் உறவைத் துண்டித்துக் கொள்கின்றன. சில சமயங்களில் உடனிருக்க விரும்பும் குஞ்சுகளை தாய் தந்தையரே விரட்டி விடுவதும் உண்டு.

மீண்டும் அடுத்த பருவகாலம். வளர்ந்த குஞ்சுகள் தங்களுக்கான இணையைத் தேர்ந்தெடுத்து தன் பெற்றோரைப் போலவே கூடு கட்டி வாழ ஆரம்பிக்கின்றன. கூடுகட்டவும் குஞ்சு வளர்க்கவும் இயற்கையாகவே கற்றுக்கொள்கின்றன.

அவர்களின் தனிப்பட்ட வாழ்வை பெற்றோர் தள்ளி நின்று கவனிக்கின்றனர். எந்தப் பறவையும் மனிதர்களைப்போல் வயதான

காலத்தில் தன் குஞ்சுகளை நம்பி இருப்பதில்லை. பிரபஞ்சத்தை மட்டுமே நம்பியுள்ளன.

கிளீன் மாஸ்டர் ஆந்தை

பிரபஞ்சத்தின் அனைத்து உயிரினங்களும் இப்படித்தான் இயற்கையோடு ஒத்திசைந்து வாழ்ந்து வருகின்றன. அடுத்ததாக ஓர் ஆந்தைக் குடும்பத்தைப் பார்ப்போம். ஆந்தை ஒன்று மரப்பொந்தில் தன் சிறு குஞ்சுகளுடன் வசிக்கின்றது. தினமும் எலி போன்ற சிறிய உயிரினங்களைப் பிடித்துவந்து தன் குஞ்சுகளுக்கு இரையாக அளிக்கிறது. இரையின் மிச்சங்களும் குஞ்சுகளின் எச்சமும் அந்த சிறிய மரப்பொந்தின் உள்ளேயே தங்கி விடுகிறது. தேங்கிய கழிவுகளில் சிறு சிறு புழுக்கள் உருவாகி உள்ளன. அவை ஆந்தைக் குஞ்சுகளின் கால்களில் நெளிந்து தொந்தரவு தருகின்றன.

தாய் ஆந்தை இதைக் கவனிக்கிறது. உடனே பறந்து சென்று மட்கிய கூளங்களுக்குள் எதையோ தேடுகிறது. சிறிய சூயான் பாம்பை (குருட்டுப் பாம்பு என்று ஆங்கிலத்தில் சொல்லக்கூடிய மூன்று அல்லது நான்கு அங்குலம் நீளம் மட்டுமே வளரக் கூடிய விஷமில்லா சிறு பாம்பு இனம்) தேடிக் கண்டும் பிடித்துவிட்டது. உடனே அதைப் பிடித்துக் கொண்டுபோய் தன் கூட்டில் விடுகிறது.

சிறிய சூயான் பாம்பை தானும் உண்ணாமல் தன் பிள்ளைக்கும் உணவளிக்காமல் ஏன் தன் கூட்டில் விடுகிறது என்பது நமக்குக் குழப்பமாக இருக்கலாம். சூயான் பாம்பு கூட்டில் குஞ்சுகளுக்கு தொந்தரவாய் இருக்கும் புழுக்களில் சிலவற்றை விழுங்கி விட்டு, ஓர் ஓரமாக சுருண்டு படுத்துக்கொள்கிறது. மீதம் புழுக்கள் இருக்கிறதே என்று கேட்பது புரிகிறது. தினமும் கூட்டில் சேரும் கழிவுகளைத் தின்று கூட்டைச் சுத்தமாக வைத்துக் கொள்ள வேண்டாமா? அதற்காகத்தான் மீதம் புழுக்களை விட்டு வைத்துள்ளது. அப்படியென்றால் சூயானைக் கூட்டில் விட்டு வைத்தது? அதிகப்படியான புழுக்களை உண்பதற்காகத்தான் அவ்வாறு செய்கிறது.

உயிரில்லாத வீடு

புழு பூச்சிகளை உணவாக உண்ணும் ஆந்தைகூட, தன் கூட்டை சுத்தமாக வைத்துக்கொள்ள வேண்டி சில உயிரினங்களை தன்னுடைய கூட்டில் வாழ அனுமதிக்கிறது. அவற்றிற்கு உணவும் அளிக்கிறது. நாம் என்ன செய்கிறோம்? விவசாய நிலத்தில் புழு பூச்சி என்று எதையும் விட்டுவைக்காமல் பூச்சி மருந்து அடிக்கிறோம்.

இன்றைக்கு விவசாய நிலத்தில் நண்டு, நத்தை, மண்புழு என்று எந்த உயிரினங்களும் உயிருடன் இல்லை. பெருங்கூட்டங்களாக பூச்சியினங்களை அழித்துக்கொண்டே இருக்கிறோம். மருந்துக்குக் கூட வயல் நண்டுகள் இப்போது கிடைப்பதில்லை. இரசாயன மருந்துகளின் வாடையால் தேன் சேகரிக்கச் சென்ற தேனீக்கள் கூட்டிற்கு திரும்பும் வழி மறந்து கூட்டம் கூட்டமாக செத்து மடிகின்றன. தேனீக்கள் ஒருபுறம் அழிந்துக் கொண்டிருக்க சுத்தமான தேன் மட்டும் தாராளமாகக் கிடைக்கும் இரகசியம் யாருக்கும் புரிவதில்லை. அல்லது கிடைக்கின்ற தேன் அசல்தானா என்றும் கண்டுபிடிக்க முடியவில்லை.

பறவைகளுக்கு மழை வெயிலுக்கு ஒதுங்க மட்டுமே என சிறிய கூடு தேவை. அதிலும் சுற்றுச்சூழலைக் கெடுக்காமல் பிற உயிர்களுக்கும் இடமளிக்கின்றன. நம் வீட்டில் நுண்ணுயிரிகளைக்கூட விட்டு வைக்காமல் தரையை இரசாயனம் கொண்டு துடைத்து விடுகிறோம். தரையில் சிந்தும் பிஸ்கட் துணுக்குகளைத் தேடி வரும் சிற்றெறும்புகளை "நோ என்ட்ரி" போட்டுக் கொன்றுவிடுகிறோம். ஈக்களையும் கொசுக்களையும் பிடித்துண்ணும் பல்லிகளை மருந்து அடித்துக் கொன்றுவிடுகின்றோம். மீடியாக்களில் வரும் பல்லி கரப்பான்களை பற்றிய பயமுறுத்தலின் விளைவாக டாய்லெட்டிலும் பல்லிகளை விரட்டும் செயற்கை வாசனை, கொசுவத்தி, எலி பிஸ்கட், ஆனால் இவ்வளவு இருந்தும் ஆரோக்கியம்தான் காணவே இல்லை.

முழு இரவும் காற்றுப் புகாமல் மூடிய அறைக்குள் கொசு விரட்டிகளின் நெடி. இதில் வளரும் குழந்தைகளின் நிலை என்ன? சுவாசக் கோளாறில் துவங்கி அனைத்து நோய்களையும் சுகாதாரம் என்ற பெயரில் நாமே வரவழைத்துக் கொள்கின்றோம். ஈ எறும்புகூட வாழ முடியாத வீட்டில் எப்படி உயிரோட்டமுள்ள ஆரோக்கியம் இருக்கும்.

முன்பெல்லாம் நம் வீடுகள் எப்படி இருந்தன? கிராமத்துக் கூரை வீட்டைப் பாருங்கள். அங்கு எத்தனை வகையான உயிரினங்கள். நான் வளர்ப்புப் பிராணிகளைச் சொல்லவில்லை. அழையா விருந்தாளியாக வரும் ஈ, கொசு, பாசிகள். இவற்றை வலை கட்டி கன்னி வைத்துப் பிடிக்க ஒட்டடை கூட்டில் எட்டுக்கால் பூச்சிகள்! இவற்றை உண்டு வாழ சுவர்ப்பல்லிகள். சுவற்றோரம் சாரை சாரையாய் எறும்புகள். அதில்கூட சிற்றெறும்பு, கட்டெறும்பு, சாமி எறும்பு என எத்தனை வகைகள். அவ்வப்போது ஈரம் பட்டால் வந்து கோட்டைக் கட்டும் கரையான்கள். பரணிலிருந்து குதித்தோடும் எலிகள், அவற்றை விரட்டிப் பிடிக்கும் பூனை.

வீட்டை விட்டு குழந்தைகள் வெளியில் தவழ்ந்து வந்தால் பார்த்து வியக்க தத்திப்போகும் தவளைகள். வேலியில் நின்று தலையாட்டும் ஓணான்கள். அவ்வப்போது வீட்டுக்குள் வந்து போகும் சிறு பூச்சிகள். இவற்றை விரட்டி உண்ணும் கோழிகள். எப்போதோ சில சமயம் பாம்புகள் என்று எத்தனை உயிரினங்கள். இவ்வளவு உயிரினங்களுக்கு மத்தியில்தான் குழந்தைகளும் வளர்ந்தார்கள். இந்த பல்லுயிர்ச் சூழலில் வளர்ந்த நம் முன்னோர்களின் ஆரோக்கியத்திற்கும் அறிவிற்கும் திறனிற்கும் அளவேது?

என்னங்க இது ஆரோக்கியச் சூழல் என்று சொல்லிவிட்டு பாம்பு எல்லாம் விடறீங்களே என்று பயப்படாதீங்க. நம்ம நாட்டில் பாம்பு கடித்துச் சாகின்ற விவசாயிகளைவிட பாலிடாயில் குடித்து சாகின்ற விவசாயிகள்தான் அதிகம்.

அதுவும் விவசாயிகள் சீக்கிரம் சாக பீரிடான், இன்னும் என்னவெல்லாமோ புதிது புதிதாக வந்துவிட்டது. ஆனால், பூச்சிகள் மட்டும் சாகவே இல்லை. இன்னும் சொல்லப்போனால் மேலும் மேலும் வீரியமாக பெருகிக்கொண்டே போகின்றன.

பிஞ்சுக் குழந்தைகள் வளரும் வீட்டில் சுகாதாரம் என்ற பெயரில் இவ்வளவு இரசாயனங்களைத் தெளித்துவிட்டு, ஆரோக்கியத்தை எங்கே போய் தேடுவீர்கள். முன்பெல்லாம் ஊருக்குள் யாரோ ஒரு மனநலம் குன்றியவர்தான் இருப்பார். அல்லது வெளியில் எங்கிருந்தோ வருவார். சிறார்கள் வித்தியாசமாகப் பார்ப்பார்கள். சில போக்கிரிப் பிள்ளைகள் கல்லெறிந்து துடுக்குத்தனம் செய்வர். இன்றைய குழந்தைகளின் மனவளர்ச்சி எப்படி உள்ளது? மனவளர்ச்சி குன்றிய குழந்தைகளும் மனநலக் காப்பகங்களும் பெருகி விட்டனவே. கிருமிகளுக்கு எதிரான யுத்தம் என்று நினைத்து

நாம் பயன்படுத்தும் இரசாயனங்களும், தடுப்பூசிகளும்தான் நம் குழந்தைகளின் மனம், உடல், மூளை போன்ற அனைத்து பாதிப்புகளுக்கும் காரணமாக அமைகிறது. ஆட்டிசம் என்ற நோய்க்கு அதுவே மூல காரணம் ஆகின்றது.

அதற்காக குழந்தைகளைக் காட்டிலும் மலைக்கிராமங்களிலும் மட்டும்தானா ஆரோக்கியமாக வளர்க்க முடியும்? நகரங்களில் குழந்தைகளை ஆரோக்கியமாக வளர்க்கவே முடியாதா? புழு பூச்சிகளுடன் வளர்த்தால் மட்டும்தான் ஆரோக்கியம் கிடைக்குமா? நீங்கள் கேட்பது புரிகிறது. அப்படிப் பொருள்கொள்ள வேண்டாம். வீட்டில் இரசாயனங்களைப் பயன்படுத்தாமல் இருந்தாலே போதுமே. அப்படியென்றால் சுத்தமாக இருக்கக்கூடாதா என்று கேள்வி வருகிறது. சுத்தம் என்ற வார்த்தையை தவறாகப் புரிந்துள்ளோம், அவ்வளவுதான்.

வீட்டில் தரையை சாதாரண தண்ணிரால் கழுவினாலே போதும், கிருமி நாசினி என்று எதுவும் வேண்டாம். கதவுகளுக்கும் ஜன்னல்களுக்கும் கொசுவலை கட்டிவிட்டு இரவு கொசுவலைக்குள் உறங்கினால் போதும், கொசுவிடமிருந்தும் கொசுவத்தி நஞ்சிலிருந்தும் தப்பி விடலாம். கிருமிகளுக்கு எதிராக யுத்தம் செய்வதாகக் கற்பனை செய்துகொண்டு நம்மையும் பூச்சி மருந்துகளுக்கு உட்படுத்திக் கொள்கின்றோம். வீடு முழுவதும் இரசாயனங்களைக் கொட்டாமல் இருந்தாலே போதும். குழந்தைகள் நோயெதிர்ப்பு சக்தியோடு வளர்ந்து விடுவார்கள்.

ஆரோக்கியமான குழந்தை வளர்ப்புக்கு இயற்கைச் சூழல் மட்டுமே அவசியமானது.

குளித்துக் குளித்து...

குழந்தையைச் சுத்தமாக வைத்துக்கொள்கிறேன் என்ற பெயரில் நாம் செய்யும் முதல் தவறே இந்தக் குளியல்தான். ஆம் குழந்தை பிறந்த உடனே அதன் மேல் உள்ள திரவங்களையும் ஈரத்தையும் சோப்பு போட்டு சுத்தமாகக் கழுவித் துடைத்து விடுகிறோம். பிறக்கும்போது குழந்தையின் மேல் ஒட்டியிருந்த அசுத்தங்கள் எல்லாம் போய்விட்டதாம்.

ஒரு செடியைக்கூட ஓர் இடத்திலிருந்து பிடுங்கி இன்னொரு இடத்தில் நடும்போது, அதன் தாய் மண்ணையும் ஒரு கைப்பிடி அதனுடன் சேர்த்து எடுத்துச் செல்வார்கள். அப்படியிருக்க தாயின் புனிதமான, பரிசுத்தமான பனிக்குடத்து நீரில் பாதுகாக்கப்பட்ட குழந்தைக்கு அந்த நீரே எப்படி அசுத்தமாகும்?

பிறந்த குழந்தையின் சருமம் தன் மேல் படிந்துள்ள திரவங்களை உள்ளிழுக்கும் வரை காத்திருந்து, அதன் ஈரம் உலர்ந்த பின்னர் வெறும் துணியில் துடைத்துவிட்டாலே போதும். பொதுவாக குழந்தைகளை வெறும் தண்ணீரில் குளிப்பாட்டினாலே போதும்.

வெறும் தண்ணீரில் குளித்தால் எப்படி சுத்தமாகும் சோப்பு வேண்டாமா?

சோப்பு, ஷாம்பு எல்லாம் இரசாயனங்கள். குழந்தையின் தோலுக்குக் கேடு விளைவிக்கும் என்பது நாம் அனைவரும் அறிந்ததே.

இருந்தும் இந்த சோப்பில் பால் இருக்கு, பாதாம் இருக்கு, பப்பாளி இருக்கு, தேன் இருக்கு என்று விதவிதமான விளம்பரங்கள்தான் நம்மை மயங்கவைக்கின்றன.

யாராவது அந்த சோப்பை வாங்கி சாப்பிட்டுப் பாருங்கள்! என்னது சோப்பை சாப்பிடறதா? உங்கள் அலறல் கேட்கிறது. அதில்தான் பாதாமும் பிஸ்தாவும் பாலும் தேனும் இருக்கிறதே, சும்மா இரண்டு சோப்பு கட்டி வாங்கி தின்றுகொண்டே போக வேண்டியதுதானே.

சோப்பை எல்லாம் உண்ண முடியாது, அது சும்மா தோலை சுத்தப்படுத்த மட்டுமே, உள்ளுக்குள் சாப்பிட்டால் உடம்பு கெட்டுப்போய்விடும். இப்படித்தான் உங்களிடமிருந்து அறிவுப் பூர்வமாக பதில் வரும். அப்படியென்றால் சோப்பை நம் தோல் மூலமாக உண்கின்றோமே, அது மட்டும் தவறில்லையா?

நம் முன்னோர்கள் எண்ணெய்க் குளியல் ஏன் வைத்தார்கள் என்று தெரியுமா? நம் தோலின் மேற்பரப்பில் பூசப்படும் எண்ணெயை நமது சருமம் ஈர்த்துக் கொள்கின்றது. அதன் மூலம் நம் தோல் பளபளப்பும் ஆரோக்கியமும் அடைகின்றது என்பதற்காகத்தான்.

இப்போது சொல்லுங்கள். குழந்தைக்கு தோலின் மேல் சோப்பு போட்டுக் கழுவுவதால் என்ன ஆகும்? எண்ணெயை தோல் உள்ளிழுத்ததுபோல சோப்புப் போன்ற இரசாயனங்களையும் உள்ளிழுக்கத்தானே செய்யும். சோப்பு, ஷாம்பு போன்றவற்றின்

இரசாயனங்கள் தோலின் வழியாக உடலின் உட்சென்று கேடுதானே விளைவிக்கும்!?

தினம் தினம் இப்படி இரசாயனங்ளைக் கொண்டு கழுவுவதால் தோலின் உண்மையான எதிர்ப்பாற்றல் அழிக்கப்படுகிறது. இப்படி குழந்தையின் தடுப்பாற்றலை, சுகாதாரம் என்ற பெயரில் நாமே கெடுத்துவிட்டோம். இன்று நமக்கு தூய்மையாக இருப்பது எப்படி என்று டிவி விளம்பரங்கள் சொல்லிக் கொடுக்கின்றன.

கடலை மாவு பயத்தம் மாவு போன்ற மாவு வகைகள், செம்பருத்தி, ரோஜா, ஆவாரை, உசிலை போன்ற மலர்கள், மற்றும் இலைகள், பழங்கள், பழத்தோல்கள், சிகைக்காய் போன்றைவைதான் நம் முன்னோர்கள் காலங்காலமாக குளியலுக்குப் பயன்படுத்தினார்கள். நாம் எதை வாய் வழியாக உண்டால் உடலுக்குக் கேடு விளைவிக்காதோ, அதைத்தான் நமது தோலுக்கும் உணவாகத் தரவேண்டும். இதில் நம் முன்னோர்கள் மிகவும் தெளிவாக இருந்துள்ளனர்.

இதையெல்லாம் விட்டுவிட்டு சுத்தம், சுகாதாரம் என்ற பெயரில் கண்ட கண்ட இரசாயனங்களைக் கொண்டு குளியல் என்ற பெயரில் நாம் நடத்துவது எப்படி சரியானதாக இருக்கும்? பிஞ்சுக் குழந்தைகளின் தோலின் மீது நாம் நடத்தும் இரசாயனத் தாக்குதலாகத்தானிருக்கும்.

இயற்கை நடத்தும் சுகப்பிரசவம்

“சுகப்பிரசவம்” இன்றைய காலகட்டத்தில் அதிசயமான அரிதாகிப் போன வார்த்தை. ஆனால், ஒரு சாதாரண தெருநாய் தன் பேறுகாலத்தில் தன்னைப் பராமரித்துக் கொள்வதைப் பார்த்தாலே போதும். பிரசவம் எவ்வளவு எளிமையானது என்பது எளிதில் விளங்கும்.

“நாய் பொழப்பாப் போச்சு” வாழ்க்கையில் அல்லல்படுபவர்கள் சலிப்புடன் தன்னை நொந்துக் கொள்ளும் சாதாரண வார்த்தை. சில சமயங்களில், “நாய்க்கு நிற்க நேரமில்லை குடிக்கக் கஞ்சியில்லை” என்றுகூட தன்னைத்தானே நொந்து கொள்வார்கள். அந்த அளவுக்கு காலம் காலமாக நம் கண்ணெதிரில் வாழ்க்கைப் போராட்டம் நடத்தி வெற்றி கொள்ளும் உயிரினங்களில் நாயும் ஒன்று.

ஒட்டிய வயிறுடனும் வெளித்தெரியும் விலா எலும்புகளுடனும் ஒரு வாய் உணவுக்காக ஓடித் திரிகிறது தெரு நாய் ஒன்று. இறைச்சிக் கடை வாயிலிலும் தள்ளுவண்டி உணவகங்களிலும் சிந்தப்படும் சிறு துணுக்குகளை சேகரிக்கத்தான் இந்த ஓட்டம். எப்பவாவது குப்பைத் தொட்டிகளில் ஜாக்பாட் அடிக்கும் (அதைக்கூட இப்போது ஆறு அடி உயரத்தில் வைத்துவிட்டார்கள்) சாலையோர நாய்களின் வாழ்க்கை ஓட்டம் இதுதான்.

இந்த ஓட்டத்தினூடே இந்த பெண் நாய் கர்ப்பம் தரித்துள்ளது. என்னது கர்ப்பமா? ஏற்கனவே எலும்பும் தோலுமாக இருக்கிறது, அடுத்தவேளை உணவுக்கு வழியில்லை, வயிற்றிலுள்ள குட்டிகள் ஆரோக்கியமாக வளர சத்தான உணவு கிடைக்குமா? இந்த நாய்க்கே உணவில்லையே? தன் குட்டிகளின் உணவுக்கு எங்கே போகும்? எலும்பும் தோலுமான நாய்க்கு தா(நா)ய்ப்பால் சுரக்குமா? இப்படி ஏராளமான கேள்விகள் வருகின்றதல்லவா? இப்படிப்பட்ட கேள்விகளெல்லாம் நம் மனித அறிவிற்குத்தான் தோன்றும். இயற்கையிடம் சரணடைந்துள்ள எந்த உயிரினங்களுக்கும் இப்படி எல்லாம் கேள்வி எழாது. அங்கே தனக்கு தேவையானது கிடைக்கும் என்ற நம்பிக்கை மட்டுமே இருக்கும்.

நாளையைப் பற்றி கவலையில்லை, இன்று என்ன செய்ய வேண்டும் என்ற சிந்தனையும் கிடைத்த சிறு உணவுக்கான மகிழ்ச்சியும் மட்டுமே அதனிடம் உள்ளது. அந்த மகிழ்ச்சியும் பூரிப்புமே சினைப்பட்ட அந்த நாயை அடுத்த பதினைந்து நாட்களுக்குள் நன்றாகக் கொழுக்க வைக்கிறது. இன்னும் ஒன்றரை மாதத்தில் குட்டி ஈனப் போகும் அந்தத் தெரு நாயின் தளதளப்பான உடலையும் நல்ல மினுமினுப்பையும் பார்த்தால் பங்களா நாய்களுக்கே பொறாமை வந்துவிடும்.

நாய் குட்டி போடும் நாள் வந்துவிட்டது! எவ்வளவு பரபரப்பான நகரச் சூழலிலும் குட்டி போடுவற்கு மறைவான இடத்தைத் தேடிக் கண்டுகொண்டது. நல்ல ஆரோக்கியமான ஆறு குட்டிகளை ஈன்றுள்ளது இந்த நாய். குட்டிகள் நல்ல கொழு கொழுவென்று ஆரோக்கியமாக உள்ளன.

எந்த ஸ்கேன், தடுப்பூசி, சத்து மாத்திரைகள் எதுவுமில்லாமல் எப்படி இது சாத்தியம்? நாய் பட்டினி கிடந்தாலும் பசிக்காமல் உண்பதில்லை. தேவைக்கு அதிகமாகவும் உண்பதில்லை. சத்துள்ள உணவு எதுவென்று தனது அறிவைக் கொண்டுத் தேடாமல் இறைந்து

கிடக்கும் உணவுத் துணுக்குகளில் தனக்குப் பிடித்த சுவையை மட்டும் தேடி உண்கின்றது. நோயைப் பற்றிய பயமோ ஆரோக்கியம் என்ற அறிவோ அதற்கில்லை. பிள்ளைகளின் எதிர்காலம் பற்றிய கவலையுமில்லை. பிரசவம் பற்றிய பயமும் அதற்கில்லை.

இவையெல்லாம் மனிதர்களாகிய நாம் கற்றுக் கொள்ள வேண்டிய ஒன்று. ஆம் கருவுற்றப் பெண்கள் கவலை பயம் எதுவுமில்லாமல் மகிழ்ச்சியாக இருந்தால்தான் சுகப்பிரசவம் நடக்கும் என்று சொல்லிக் கொண்டே எவ்வளவு பயமுறுத்தல்கள்? கருவுற்ற நாள் முதல் அந்தப் பெண் தாய்மையடைந்ததைக் கொண்டாடாமல் முதல் வேளையாக மருத்துவ மனைக்கு அழைத்துப் போய் அவளை நிரந்தர நோயாளியாக்கி விடுகின்றோம். அந்தப் பெண் என்ன சாப்பிட வேண்டும் என்ற பட்டியலைக் கூட மருத்துவரோ அல்லது மற்றவரோதான் முடிவு செய்வார்கள்.

இப்படி உணவு முதற்கொண்டு எதையுமே தன் உள்ளுணர்வின் அடிப்படையில் பெறமுடியாத அந்தப் பெண் பிரசவிக்கும்போது மட்டும் எப்படி தன் உள்ளுணர்வின் மூலம் சுகப்பிரசவமாகப் பெற்றுக் கொள்வாள்?

கருவுற்றப் பெண்ணின் உடல் முதலில் தனக்குள் வளரும் கருவை ஏற்க வேண்டும். அதற்கு முன் தன்னுடலைப் பரிசுத்தம் செய்துகொள்ள வேண்டும். அதற்காக தனக்குத் தானே ஒவ்வாமையை ஏற்படுத்தி வாந்தி மூலம் தன்னை சுத்தப்படுத்திக் கொள்கின்றது பெண்ணின் உடல். மேலும் சில தினங்களுக்கு பசியின்மையையும் மயக்கத்தையும் ஏற்படுத்தி உணவு உட்கொள்வதை தற்காலிகமாக நிறுத்தி வைக்கிறது. இதை மசக்கை மயக்கம் என்று பொறுமையுடன் ஏற்று, ஓய்வு மட்டுமே எடுத்து வந்தால் போதும். சில நாட்களில் உடல் தூய்மையடைந்து பழையபடி உணவு உண்ணத் துவங்கி விடுவார்கள்.

மனிதன் தவிர்த்து பிற பாலூட்டியினங்கள் எல்லாம் இந்த வழிமுறையினைக் கடைப்பிடிப்பதால்தான் ஒவ்வொரு பிரசவத்திற்குப் பின்பும் புதுப் பொலிவுடன் மீண்டுவருகின்றன. அந்த மசக்கை வாந்தியை மருந்து மூலம் தடுக்கும் மனித அறிவுதான் ஒவ்வொரு பிரசவத்தையும் கடினமாக்குகின்றது. ஆம், மசக்கையின் போது பெண்ணின் உடலிலிருந்து வெளியேற்றப்பட வேண்டிய கழிவுகள் உடலினுள்ளேயே தங்கி விடுகின்றது. பிரசவத்திற்குப் பின் பெண்ணின் உடல் உபாதைகளுக்கும் காரணமாகிறது.

தாயன்பே பால் தரும்

இன்றைக்குப் பிள்ளைபெறும் தாய்மார்களின் பெரிய பிரச்சினையே இதுதான். பிள்ளைக்கு தாய்ப் பால் போதவில்லை, தாய்ப் பால் சுரக்க என்ன செய்வது? எதை உண்பது? பால் பற்றாமல் தவிக்கும் தன் குழந்தைக்கு என்ன துணை உணவு கொடுப்பது? பயம், சந்தேகம் இவைகள்தான் நம்மிடையே நிறைந்துள்ளது.

கருத்தரித்த நாள் முதல் சத்து மாத்திரைகள், டானிக், சத்தான உணவுகள் என்று நன்றாகத்தானே கவனித்தோம். அப்படியிருந்தும் பெற்ற ஒரே ஒரு குழந்தைக்கே தாய்ப்பால் பற்றாமல் போனால் என்ன செய்வது? உங்கள் கேள்வி நியாயமானது. இந்தக் கேள்விகள் உங்கள் அறிவின் மூலம் மட்டுமே எழுவது. ஆனால், உண்மை என்பது வேறாக இருக்கும்.

சரி அந்த ஆறு குட்டி ஈன்ற நாயைப் பார்ப்போம். தன் ஆறு குட்டிகளுக்கும் இந்த நாய் வயிறாறப் பாலூட்டுகின்றதே, இது மட்டும் எப்படி சாத்தியம் என்கிறீர்களா? தனக்கே சரியான உணவு இல்லையே தனது குட்டிகளுக்குத் தேவையான பால் சுரக்குமா என்ற பயம் அதற்கில்லை. சுரந்த பால் தனது ஆறு குட்டிகளுக்கும் போதுமானதா என்ற சந்தேகமும் அதற்கில்லை. அங்கே இருப்பது நம்பிக்கை மட்டும் தான். தனது குட்டிகளுக்குத் தேவையான பாலை தன்னுடல் சுரக்கும். இயற்கை அந்த சக்தியை தனக்கு அளிக்கும் என்ற அசைக்க முடியாத நம்பிக்கை மட்டுமே அங்குள்ளது. இந்த உள்ளுணர்வு தான் ஆறு குட்டிகளுக்குத் தேவையான பாலைச் சுரக்கச் செய்கின்றது.

உண்மையாகச் சொல்லப்போனால் தாய் நினைக்கும்போது தாய்ப் பால் சுரப்பதில்லை. பிள்ளைகளுக்கு பசிக்கும் போதுதான் தாய்க்குப் பால் சுரக்கின்றது. ஏனெனில் குழந்தை பிறக்கும்போதே அதற்கானப் பால் தாயின் மடியில் படைக்கப்படுகிறது.

அதனால்தான் தாய் நாய் எந்தச் சூழலில் இருந்தாலும் குட்டிகளுக்குப் பசிக்கும்போது தானாக பால் சுரந்து மடி கனத்து குட்டியைத் தேடி ஓடுகின்றது. இந்தக் கண் திறக்காத குட்டிகளுக்கு தாயைப் பால் கொடுக்க வைப்பதும் இயற்கையின் செயல்தான். தாயிடம் பால் சுரக்க இயற்கையிடம் வேண்டுவது அந்தக் குட்டிகளின் பசி உணர்வு.

பால் சுரப்பின் இரகசியம் இப்படி இருக்கையில் குழந்தைகளின் பசியுணர்வை துணை உணவு கொண்டு அடக்கி விட்டால் தாய்ப் பால் எப்படி சுரக்கும். நாய் மட்டும் இல்லை, அனைத்து பாலூட்டிகளும் இப்படித்தான் ஒன்றுக்கு மேற்பட்ட பிள்ளைகள் ஈன்றாலும் தாராளமாகப் பாலூட்டுகின்றன. இயற்கையின் மீதுள்ள நம்பிக்கைக் குறைவுதான் மனிதத் தாய்மார்களின் பால் பற்றாக்குறைக்கு காரணமாகின்றது.

சில நாட்களிலேயே நாய்க் குட்டிகள் கண் திறந்துவிட்டன. மறைவிடத்தை விட்டு அவ்வப்போது வெளியே வந்து வேடிக்கை பார்ப்பதும் துள்ளி விளையாடுவதுமாயுள்ளன. சற்றே பெரியதாய் வளர்ந்து விட்டதால் தாய்ப்பால் போதவில்லை. திட உணவு உண்ணத் துவங்கும் காலகட்டம். உணவுக்கு எங்கே போவது. சற்றுத் தொலைவில் தாய் நாய் ஓடி வருகிறது. குட்டிகளும் தாயை நோக்கி போட்டி போட்டு ஓடுகின்றன. தாயை நெருங்கிய குட்டிகள் தாயின் வாயோடு தங்கள் வாயை உரசியும் நக்கியும் செல்லக்கடி கடித்தும் சிணுங்குகின்றன. தூரத்திலிருந்து பார்க்கும்போது முத்தமிடுவது போல் தோன்றினாலும், தாய் தன் வயிற்றிலிருந்து வாய் வழியாக எதையோ எடுத்து குழந்தைகளுக்கு ஊட்டுகிறது. ஆம், தாய் நாய் அலைந்து திரிந்து சேகரித்த உணவுதான் அது. நாம் வாயில்லா ஜீவன் என்றழைக்கும் அந்த கையில்லா ஜீவன் பிள்ளைகளுக்கான உணவை வேறு எப்படிக் கொண்டுவர முடியும்?

குட்டிகளுக்குப் பாலூட்டியதாலும், தினசரி வாய்க்குப்போன உணவை வயிற்றிலிருந்து குட்டிகளுக்கு ஊட்டி விட்டதாலும், உடலின் வனப்பை இழந்து மெலிந்து விட்டது அந்தத் தாய். மீண்டும் ஒட்டிய வயிறுடனும் வெளித்தெரியும் விலா எலும்புகளுடனும் அடுத்த பருவகாலத்திற்காக காத்திருக்கின்றது அந்தப் பெண் நாய்.

இங்கு நாம் கவனிக்க வேண்டியது ஒன்றுதான். ஒரு சாதாரண தெருநாய்கூட தான் வாழும் சூழலுடன் தன்னைப் பொருத்திக் கொண்டு தன்னைத் தகவமைத்துக் கொண்டதால் தன் பிள்ளைகளை யார் உதவியும் இன்றி பெற்று வளர்த்து வெற்றிக் கண்டது. ஆனால், மனிதர்களாகிய நாம் நம் பிள்ளைகள் நன்றாக வளர வசதிசெய்து கொடுக்கிறோம் என்ற பெயரில் சுற்றுப்புறச்சூழலையே கெடுத்து வைத்துள்ளோம். மனித இனம் மலடாவதற்கு இதுவும் ஒரு காரணமே.

"குரங்கு கையில் பூ மாலை" - ஒரு பொய்ப்புனைவு

இந்த குரங்கு என்கின்ற பெயரைக் கேட்டதும் மனதில் குதூகலம் ஏற்படாதவர்கள் யாரும் இருக்க முடியாது. நம் முன்னோர்கள் மேலுள்ள பாசம் அப்படி. சரி நம் மூதாதையர் எப்படி குழந்தையை வளர்க்கிறார்கள் என்று பார்ப்போம்.

காடு, கிராமம், நகரம் எதுவாயினும் குரங்குகளின் வாழ்க்கை மகிழ்ச்சியானதுதான். சூழலுக்கு ஏற்றார்போல் தன் வாழ்க்கை முறையை மாற்றிக்கொண்டு எப்போதும் வேடிக்கையான சேட்டைகளுடனும் விளையாட்டாகவும் குடும்பத்துடன் துள்ளித்திரியும் இவை பெரும்பாலும் தனித்திருப்பதில்லை.

என்னதான் வேடிக்கையாக இருந்தாலும் குரங்கென்றால் குழந்தைகள் முதல் பெரியவர்கள் வரை எல்லோருக்கும் ஒரு பயம் இருக்கவே செய்கின்றது. கடைகளில் புகுந்து உணவுப் பொருட்களை கொள்ளையடிப்பது மற்றும் கையில் உள்ள தின்பண்டத்தை ஒரே தாவலில் லபக்கென பிடுங்கிக்கொண்டு ஓடும்போது குரங்குகளின் மீது பயம் வராதா என்ன?

ஆனால், உண்மையில் இந்தக் குரங்குகள் பயங்கரமானவைகளா? சில சமயங்களில் வீட்டுத் தோட்டங்களில் மா மரத்திலோ, கொய்யா மரத்திலோ, ஒரு குரங்கு ஏறிவிட்டால் போதும், மரத்தின் பாதிக்கும் மேற்பட்ட கனிகளையும் காய்களையும் உலுக்கிக் கீழே தள்ளிவிடும். இப்படி பிய்த்துப்போடும் குணத்தை வைத்து "குரங்கு கையில் பூ மாலை போல" என்ற பழமொழியும் உண்டு. ஒன்றிரண்டு கனிகளை உண்பதற்கு ஏன் இவ்வளவு நட்டம் உண்டாக்க வேண்டும். இதற்குப் பயந்து தான் குரங்குகளை பயங்கரவாதிகளாய் சித்தரித்து வெடிவைத்து விரட்டுவதிலிருந்து நஞ்சிட்டுக் கொல்வது வரை அனைத்து அவலங்களும் அரங்கேறுகின்றது.

ஆனால், உண்மை வேறு விதமானது. பசியைப் படைக்கும் முன்பே இந்தப் பிரபஞ்சம் அதற்கான உணவைப் படைத்துவிட்டது. நீர் படைக்கப்பட்டு பல்லாயிரம் ஆண்டுகளுக்குப் பின்புதான் தாகமே படைக்கப்பட்டது. இந்த உண்மை உணவையும் நீரையும் விலைக்கு விற்கும் நம் வியாபார புத்திக்கு விளங்காது.

இன்றும்கூட பல மலைக்கிராமங்களில் உணவைப் பணத்திற்கு விற்பது பாவமாகக் கருதப்படுகிறது. தேவைப்பட்டால் பண்டமாற்று முறையில் தனது தேவையை நிறைவேற்றிக் கொள்கின்றனர். பசிப்பவர்க்கு மட்டுமே உணவு சொந்தம் இதுதானே நம் முன்னோர்களின் வாழ்க்கை. நம் முன்னோர்களின் மூதாதையரான குரங்கார் இதைத்தான் செய்கிறார். உண்ணப்படாமல் தேக்கி வைத்திருக்கும் உணவைத் தானே தனது பசிக்கு எடுக்கிறார்? இயற்கை நியதிப்படி உணவு பசித்திருப்பவரின் உரிமை.

எல்லாம் சரி மரத்தின் காய் பிஞ்சு பூக்களைக்கூட இந்தக் குரங்குகள் உதிர்த்து விடுகின்றனவே என்ற அங்கலாய்ப்பவர்களுக்கு வனத்தின் ஒரு காட்சி...

வனத்தின் உயர்ந்த மரத்தில், பெருங்கூச்சலுடன் கிளைக்குக் கிளை தாவி விளையாடிக் கொண்டுள்ளது ஒரு குரங்குக் குடும்பம். அந்த அத்தி மரத்திற்கும், அடுத்தடுத்துள்ள மகிழம் மற்றும் இலுப்பை மரங்களுக்கும், மாறி மாறித் தாவிக் குதிக்கின்றன. அவற்றிலுள்ள கனி காய்களை தான் உண்பதற்கு முன்பே பெருமளவு உதிர்த்து கீழே தள்ளுகின்றன. ஆனாலும் அதில் ஒரு காய்கூட வீண் போகாது. ஒரு குரங்குக் குடும்பம் மரத்திலிருந்தால் கண்டிப்பாக அந்த மரத்தடிக்கு மான் கூட்டமோ காட்டுப் பன்றியினமோ முயலினமோ முள்ளம் பன்றியோ அல்லது ஆமையோ எவையாவது அங்கே கூடிவிடும். மரம் ஏறத்தெரியாத இந்த உயிரினங்களுக்கு மரத்தின் கனிகளை உணவாகத் தருவதற்கே இந்த விளையாட்டு. போதாக்குறைக்கு அவைகள் உண்ணும்போது புலி, சிறுத்தை ஏதும் வருகின்றனவா என உயரத்திலிருந்து பார்த்து எச்சரிக்கையும் செய்யும். இந்தப் பழக்கத்தில்தான் குரங்குகள் எங்கு மரமேறினாலும் காய் கனிகளை உதிர்க்கின்றன, மனிதர்களும் மரமேறாமல் சாப்பிடட்டும் என்று. ஆனால், நாம் அவற்றை விலைக்கு விற்க வைத்திருப்பது இந்தக் குரங்குகளுக்கு எங்கே புரியப் போகின்றது.

இன்றும்கூட தேன் சேகரிக்க, வனப் பொருட்கள் சேகரிக்க காட்டிற்குள் செல்லும் பழங்குடியினருக்கு இந்தக் குரங்குகள் இறைக்கும் கனிகள்தான் பகல் உணவு. இந்தக் குரங்குகள் உதிர்த்த மற்றும் அணில் கடித்த கனிகளை உண்ட அனுபவம் எனக்கும் உண்டு.

இப்போது புரிகிறதா? நாம் காட்டுக்குப் போனால் குரங்குகள் வள்ளல்கள். அதே குரங்குகள் நம் ஊருக்கு வந்து நம் உணவைக் காசில்லாமல் உண்டால் கொள்ளையர்கள்.

இப்படி அடுத்தவர்களுக்கு உணவளிக்கும் குரங்கு தன் குட்டிக்கு உணவூட்டி யாராவது பார்த்துண்டா? பெரும்பாலும் இல்லையென்றே பதில் வரும். குரங்குக் குட்டி பிறந்த உடனே தாயின் வயிற்றை இறுகப் பற்றிக்கொள்ளும். தாய் எவ்வளவு உயரத்தில் தாவிக் குதித்தாலும் குட்டி தவறி விழாது. இதைத்தான் குரங்குப்பிடி என்பார்கள். குட்டித் தாயின் வயிற்றிலேயே ஒட்டியிருப்பதால் தாய்ப் பாலுக்கும் அதற்குப் பஞ்சமில்லை.

இப்போது குட்டி சற்றே வளர்ந்து விட்டது. தாய் தனக்கு கிடைத்த எதையோ வேக வேகமாகத் தின்று கொண்டிருக்கிறாள். அவளின் சின்னக் குட்டி அவள் வயிற்றிலிருந்த படியே தனக்கும் வேண்டும் என்று தன் சின்னக் கையை நீட்டிக் கேட்கிறது. ஆனால், தாயோ தன் குட்டிக்கு தராமல் அதன் கையைத் தட்டிவிட்டு வேக வேகமாக தன் வாயில் திணித்துக் கொள்கின்றாள். அடுத்த மிருகங்களுக்கு காய் கனிகளை உலுக்கிப்போட்ட இந்தத் தாய். எப்போதும் தன் குட்டியை சுமந்துக்கொண்டே திரியும் இந்தத் தாய் ஏன் இப்படி செய்கிறாள். தாய் குரங்கின் இந்தச் செயல் நமக்கு வியப்பை அளிக்கும்.

ஆனால், இரண்டு மூன்று முறை கேட்டும் உணவு கிடைக்காத குட்டி தன் தாயிடமிருந்து உணவைத் தட்டிப்பறிக்க முயற்சி செய்யும். சில முயற்சிகளில் தன் தாயிடமிருந்து பிடுங்கி உண்ணவும் துவங்கிவிடும். இப்படித்தான் குரங்கு தன் குட்டிக்கு உணவு ஊட்டாது பிடுங்கித் தின்னக் கற்றுக்கொடுக்கும். அதற்காக குரங்கிற்கு தன் குட்டி மேல் பாசம் இல்லையென்று சொல்லமுடியாது. தன் பிள்ளையை சோம்பேறியாக வளர்க்க விரும்பாமல் உணவுக்கான போராட்டத்தையும் வாழ்க்கைக்கான போராட்டத்தையும் தன்னிடமிருந்தே கற்றுத்தர ஆரம்பிக்கிறாள்.

குட்டி சற்றே வளர்ந்து அவ்வப்போது தாயின் வயிற்றை விட்டுக் கீழிறங்கி விளையாடக் கற்றுக்கொள்கிறது. தன் சக தோழமைகளுடன் மரம் ஏறுதல், தாவுதல், ஓடுதல், வாய்ப்பு கிடைத்தால் நீச்சல் என அனைத்தையும் விளையாட்டாகக் கற்றுக் கொள்கிறது.

விளையாட்டின்போது அந்தச் சின்னக் குட்டி தன் நண்பனிடமிருந்து தப்பிக்கத் தாவும்போது பிடி நழுவிக் கீழே விழுந்துவிட்டது. உடனே ஒரு சிறு குச்சியை தலை மேல் வைத்துக்கொண்டு என் பிடி விடுபட வில்லை, இந்த கிளை முறிந்ததால்தான் நான் விழுந்தேன் என்று

பாவ்லா காட்டுகிறது. தனது சமுதாயத்தில் தனக்கான அங்கீகாரத்தை தானாகத் தேடிக் கொள்கிறது.

இப்படி தன் பிள்ளை சேட்டைகளின் மூலம் நிறையக் கற்றுக் கொள்வதை, மிஸ் கிட்ட சொல்லிடுவேன் என்று மிரட்டாமல் பெருமையுடன் பார்த்துக் கொண்டிருக்கின்றாள் அந்தக் குரங்கம்மா.

நாம் என்ன செய்கிறோம்? குழந்தைக்குப் பசியில்லையென்று மறுத்தாலும் விடாப்பிடியாக உணவை ஊட்டுகிறோம். இல்லையில்லை, திணிக்கிறோம். குழந்தை தன் பிஞ்சுக் கைகளால் தானாகவே ஒவ்வொரு பருக்கையாக எடுத்து உண்ணும் அழகை இரசிக்க யாருக்கும் பொறுமையில்லை, நேரமுமில்லை. உணவைப் பார்க்கும்போதும் நினைக்கும்போதும் அதன் மணத்தை நுகரும் போதும் தன் கையால் அதைத் தொட்டு அள்ளும்போதும் குழந்தையின் உடல் அதைச் செரிக்க தன்னைத் தயார் செய்துகொள்கிறது. சிறிதளவாவது குழந்தையைத் தன் கையால் உணவுண்ண வாய்ப்பளிக்க வேண்டும்.

பெரும்பாலான பெற்றோர் குழந்தையை தானாக உண்ண விடுவதாகச் சொல்லி தட்டில் உணவையும் கொடுத்துவிட்டு கூடவே தொலைக்காட்சியையும் திறந்து விடுகிறார்கள். இப்படிச் செய்தால் குழந்தையின் கவனம் உணவின் மேல் எப்படிப் போகும்? இன்னும் சில குழந்தைகள் செல்போனில் விளையாடிக்கொண்டே உண்கின்றனர். போதாக்குறைக்கு இந்த பொல்லாத படிப்பு வேறு. ஆம். இன்று பந்தயக் குதிரைகளாய் மாற்றப்பட்ட குழந்தைகளுக்கு சாப்பிடும் நேரத்திலும் படிப்பு.

படித்துக்கொண்டே உண்ணும் குழந்தைகளுக்கு பசியும் தெரியாது உணவின் சுவையும் தெரியாது. இதைப் புரிந்துகொள்ளாமல் நம் குழந்தைகளை செயற்கைச் சுவைக்கு அடிமையாக்கி விட்டோம்.

இந்த முறையற்ற உணவுப் பழக்கம்தான் குழந்தையின் முறையற்ற வளர்ச்சிக்கும் உடல் பருமனுக்கும் காரணமாகின்றது. தவறை நாம் புரிந்துவிட்டு உடல் பருமனைக் காரணம் காட்டி பதின்ம வயதுக் குழந்தைகளை விரும்பியதை உண்ணாமல் தடுத்துக் கொண்டிருக்கின்றோம்.

மழலைச் சொல்

இன்றைய காலகட்டத்தில் எல்லா வீடுகளிலும் ஒரு விநோத பழக்கம் பரவி உள்ளது. வீட்டுக்கு யார் வந்தாலும் மாமாவுக்கு வணக்கம் சொல்லு; பாட்டுப் பாடு; ஆட்டம் போடு என்று குழந்தைகள் காட்சிப் பொருளாகும் நிலைதான் அது. ஆனால், இந்த பெரியவர்கள் என்றாவது குழந்தைகளின் நண்பர்களை வீட்டுக்கு வரவழைத்து அவர்கள் பேசுவதைக் கேட்டு இருக்கிறார்களா? இல்லை அவர்களுக்கு கதை சொல்வது, தங்களுடைய இளமைக்கால விளையாட்டுகளைப் பற்றிச் சொல்லித் தருவதற்கு அரை மணி நேரமாவது ஒதுக்கியிருப்பார்களா? அப்படியே நேரம் கிடைத்து குழந்தைகள் மாட்டிக்கொண்டாலும், நாங்கல்லாம் அந்தக் காலத்துல... என்று துவங்கி கரண்ட் இல்லாமல் படித்ததும், நடந்தே பள்ளிக்கு போனதும், வறுமையிலும் பசியிலும் கஷ்டப்பட்ட பஞ்சப் பாட்டை பாடி, இனி குழந்தைகள் நம்மிடம் பேசவே வராத அளவிற்க்கு போரடித்து இருக்கின்றோம்..

குழந்தைகளைப் பேச விடுங்கள். உங்கள் குழந்தைகளின் நண்பர்களிடம் பேசுங்கள். அவர்களின் உலகத்தை உணர்வுப் பூர்வமாக அணுகுங்கள். "குழல் இனிது யாழ் இனிது" என்று வள்ளுவரும் இதைத்தான் சொல்கிறார். குழந்தைகள் பேசட்டும். அவர்கள் பேசுவதைக் கேளுங்கள். நாம் கேட்பது அவர்களை ஊக்கப் படுத்தும். நாம் அவர்களைக் கவனிப்பதன் மூலம் அவர்கள் மேலும் நம்மிடம் நெருக்கம் கொள்வர். இந்த நெருக்கம் பருவ வயதில் குழந்தைக்கும் பெரியவர்களுக்கும் உள்ள இடைவெளியைக் குறைக்கும். நம்மிடம் பேச விரும்பாத குழந்தைகள்கூட நாம் அவர்களின் பேச்சைக் கேட்க கேட்க அவர்களின் தயக்கம் உடையும். நம்மிடம் எதையும் பகிர்ந்து கொள்ளும் மனோபாவம் ஏற்படும்.

தான் பெற்ற பிள்ளைகளை மற்றவர்கள் பாராட்டினால்தானே நமக்கு மகிழ்ச்சி. அதற்குத்தானே கஷ்டப்பட்டு வளர்க்கிறோம், என்று எண்ணும் பெற்றோர்களே! நம்மைவிட மிகச்சிறிய மூன்று அங்குலம் நீளமே உள்ள சிறிய மீன் கஷ்டப்படாமல் பிள்ளை பெற்று வளர்ப்பதைப் பாருங்கள்.

மீன் சண்டை

வண்ண மீன் இனங்களில் சண்டை மீன் (ஃபைட்டர்) என்ற ஒரு மீன் இனம் உண்டு. இதன் இனப்பெருக்க முறையே அலாதியானது. பருவம் வந்த ஆணும் பெண்ணும் தங்களுக்கான இணையை தேர்ந்தெடுத்த பின்னர் ஆண் மீன், நீரின் மேற்பரப்பில் தன் எச்சிலால் நுரை கட்டி கூடு அமைக்கும். அந்த வட்டாரத்தின் வலிமையான ஆண்களை சண்டையில் வென்று, காதலியையும் கூட்டையும் பெற்ற களிப்பில் ஆனந்த நடனம் புரியும். கண்கவர் வண்ணத்தில் அழகான வாலைக் கொண்ட காதலன் கிடைத்த மகிழ்ச்சியில், பெண் மீனும் ஆணின் நடனத்தில் தன்னை இணைத்துக் கொள்ளும்.

ஆனந்தத் தாண்டவத்தின் உச்சத்தில் பெண் மீன் தனது முட்டைகளை ஆண் மீன் கட்டிய கூட்டில் பாதுகாப்பாக இடும். நான்கு ஐந்து தவணைகளாக முந்நூறு முதல் எழுநூறு முட்டைகள் வரை இடும். ஆண் மீனானது முட்டைகளின் மீது தனது உயிரணுவைச் செலுத்தி தனது வாரிசுகளுக்கு உயிர்கொடுக்கும்.

ஒன்றரை அங்குலம் முதல் இரண்டு அங்குலம் நீளம்கொண்ட பெண் மீனின் எழுநூறு முட்டைகளும் மொத்தமாகப் பார்த்தாலே ஒரு பட்டாணியின் அளவுதான் இருக்கும். முட்டைகள் முழுவதும் இடப்பட்ட உடனே ஆண் மீன் பெண்ணின் மேல் கொண்ட காதலை மறந்து அவளை உக்கிரத்துடன் விரட்ட ஆரம்பித்து விடும். தூர ஓட மறுக்கும் பெட்டையை சில சமயம் ஆண் கொன்றுவிடவும் தயங்காது.

முட்டையில் கரு வளர்ந்து மீன் குஞ்சுகளாவதற்கு அடைகாத்தல் அவசியமல்லவா? ஆண் மீன் தன் முட்டைகளைத் தன் வாயினாலே அடைகாக்கும். தனது எச்சிலால் நுரைகட்டி அந்த நீர்க்குமிழிக்குள் பெண் மீன் இட்ட முட்டைகளைப் பொருத்தி மிதக்க விட்டிருக்கும். பிரபஞ்சத்தின் பேராற்றலையும், காற்றையும், வெப்பத்தையும், ஈரப்பதத்துடன் பெறுவதற்கே இந்த ஏற்பாடு. சரி, நீர்க்குமிழ்கள் உடைந்தால்! முட்டைகள் நீரில் மூழ்குமல்லவா? அவ்வாறு மூழ்கும் முட்டைகளை ஆண் மீன் தன் வாயில் சேகரித்து சிறிது நேரம் அடைகாத்து மீண்டும் தன் எச்சிலோடு சேர்த்து நுரைகட்டி தன் கூட்டில் மிதக்கவிடும்.

முப்பத்தாறு முதல் நாற்பத்தெட்டு மணி நேரத்தில் முட்டைகள் பொரிந்து குஞ்சுகள் வெளிவரும். கண்ணுக்குத் தெரியாமல் மிக நுண்ணிய துகள்களாய், ஒளி ஊடுருவக்கூடிய குஞ்சுகள் நம் சாதாரணக் கண்களுக்கு தெரியாதனவாய் இருக்கும். மேலும் அவற்றிற்கு நீரில் சுவாசிக்க செவுள்களின் வளர்ச்சியும், நீந்துவதற்கு துடுப்புகளின் வளர்ச்சியும் மற்றும் செரிமான உறுப்புகளும் முழு வளர்ச்சியடையாமல் பிரபஞ்ச சக்தியை மட்டுமே நம்பி இருக்கும். சரியாக நீந்த முடியால் குஞ்சுகள் நீரில் மூழ்கினால், தந்தை உடனே நீர்ப்பரப்பிற்கு கீழே நீந்திச் சென்று தன் வாயால் பிடித்து நீரின் மேற்பரப்பிற்கு கொண்டு சென்று மிதக்கவிடும்.

இந்தக் காலக்கட்டத்தில் பெண் மீனின் பொறுமையும் வேதனையும் அலாதியானது. மனிதர்களில் பிரசவ அறைக்கு வெளியே நின்று மனைவியின் வேதனையை உணர்ந்து தவிக்கும் கணவனின் தவிப்பை அந்தப் பெண் மீனிடம் காணலாம். கருவுற்ற முட்டைகளையும் பிறக்கும் குழந்தைகளையும் பார்க்கக்கூட ஆணின் எல்லைக்குள் வர பெண் மீனிற்கு அனுமதி இல்லை. ஆனாலும் அவள் ஆணின் எல்லைக்கு வெளியே இன்னொரு வட்டமாக எல்லை அமைத்து சுற்றிச் சுற்றி வருகிறாள். ஆணுக்கும் தன் குழந்தைகளுக்கும் தொந்தரவு தரும் சிறு மீன்கள் மற்றும் புழு பூச்சிகள் என எதையும் எல்லைக்குள் விடாமல் காவல் காக்கின்றாள். இந்த இரண்டு மூன்று நாட்களுக்கு ஆண் இரை எதுவும் எடுக்காமல் சோர்ந்து உக்கிரம் தணிந்து லேசான கோபத்தில் இருக்கின்றான். இப்போது தாய் மெதுவாகவும் கொஞ்சம் கொஞ்சமாகவும் தன் குழந்தைகளின் அருகில் சென்று தன் கணவனுக்கு உதவியாக செயல்பட ஆரம்பிக்கின்றாள்.

மீன் குஞ்சுக்கு நீந்தக் கற்றுத்தர வேண்டுமா? என்று பழமொழி இருக்கிறது. ஆனாலும் சில வகை மீன்கள் தங்கள் குஞ்சுகளுக்கு நீந்தவும் கற்றுத் தருவது என்னவோ உண்மைதான்.

இப்போது குஞ்சு பொறிந்து ஒரு வாரம் ஆகியிருக்கும். இன்னமும்கூட கொசுவின் லார்வாவால் வேட்டையாடும் அளவுக்கு மிகச்சிறிய குஞ்சுகளாகவே அவை இருக்கும். தாயும் தந்தையும் இணைந்து அவற்றிற்கு இரை தேடவும் இயற்கையோடு வாழவும் கற்றுக் கொடுக்கும். பிள்ளைகளும் சமர்த்தாக சுயமாக வாழும் பக்குவம் வரும் வரை பெற்றோரின் அன்பிலும் அரவணைப்பிலும் வளர்ந்து வருவார்கள்.

என்ன ஃபைட்டர் மீனின் வாழ்க்கை முறையைப் பார்த்தீர்களா? இயற்கையைப் புரிந்து கொண்டவர்களுக்கு இது எவ்வளவு ஆனந்தமான அற்புதமான வாழ்க்கைமுறை என்று நன்றாகவே விளங்கும். ஆறறிவு படைத்த பரிமாணத்தின் உச்சத்தில் இருக்கும் நாம் குழந்தை வளர்ப்பில் ரிஸ்க்கு ரிஸ்க்கு என்று எவ்வளவு ரிஸ்க்கு எடுப்பதாக அங்கலாய்க்கிறோம். எவ்வளவு பேர் உதவிக்கு ஏங்குகின்றோம். இந்த சின்ன மீன் எப்படி இவ்வளவு பிள்ளைகளை வளர்க்கிறது? அதற்கு மட்டும் ரிஸ்க்கே இல்லையா என்று நீங்கள் கேட்பது புரிகிறது.

ரிஸ்க் இல்லாத வாழ்க்கை ஏது? இந்த மீன்களுக்கு முதல் ரிஸ்க்கே உணவுதானே. கொசுவின் லார்வாவால் வேட்டையாடும் அளவுக்கு மிகச்சிறிய குஞ்சுகளுக்கு தாயும் தந்தையுமாக இணைந்து எதை உணவு என்று இரை தேடக் கற்றுக் கொடுக்கும். இவ்வளவு சிறிய குஞ்சுகளுக்கு உணவு என்ன என்று நினைக்கிறீர்கள். நுண்ணிய குஞ்சுகளின் வாயைவிட மிக நுண்ணிய (டாஃப்னியா போன்ற) நீர் வாழ் நுண்ணுயிரிகள்தான்! பிறந்த சில தினங்களிலேயே பிள்ளைகளுக்கு பெற்றோர் வேட்டையாடக் கற்றுக் கொடுப்பார்கள்.

இனப்பெருக்கத்திற்கு மீன்கள் தனக்கென ஏற்படுத்திக்கொண்ட சிறிய எல்லைக்குள் இத்தனை குழந்தைகளுக்கான நுண்ணுயிரிகள் உணவாகக் கிடைக்குமா? அப்படியே உணவு தேடிப் போனாலும், இவ்வளவு நுண்ணிய மீன் குஞ்சுகளும் சுண்டு விரல் அளவேயுள்ள பெற்றோர்களும் இரையாக தேடி வரும் மற்ற எதிர் உயிரினங்களுக்கு இரையாகி விட்டால்?

இப்படி கேள்வி கேட்டுக்கொண்டே போவதுதான் நாம் கற்று வைத்திருக்கும் அறிவு. ஆனால், நம் அறிவைத்தாண்டி உணர்தல் என்ற நிலை ஒன்று உள்ளது. அப்படித் தன்னை உணர்ந்தவர்களை ஞானிகள் மகான்கள் என்கின்றோம். ஆனால், இயற்கையில் மனிதன் தவிர்த்த அனைத்து உயிரினங்களும் இயற்கையாகவே இப்படிப்பட்ட மேம்பட்ட நிலையிலேயே உள்ளன.

"பிள்ளைகளின் உண்மையான சேஃப்டி"

"பிள்ளைங்க சேஃப்டி தாங்க முக்கியம்" இது அன்றாடம் பழகிப்போன வார்த்தை. கல்யாணம் முடிந்து இன்பமயமான இல்லற வாழ்க்கையை அனுபவிக்க ஆரம்பிக்கும் முன்பே, நமக்கு வரும் முதல் கவலையே பிள்ளைகளின் எதிர்காலம் பற்றிதான். திருமணப் பரிசாக குழந்தைகள் காப்பீடு, கருத்தரித்தது உறுதி செய்யப்பட்ட உடனே பிள்ளைக்கான பள்ளிக்கூடம் எது எனத் தேட ஆரம்பிப்பது, எனத் துவங்குகின்றது. இவை எல்லாவற்றிற்கும் மேலான வன்முறையின் உச்சகட்டம் என்ன தெரியுமா?

குழந்தை நல்ல நேரத்தில் பிறந்தால்தான் தன் லட்சியத்தை அடையுமாம். (அது யாரோட லட்சியம்?) அதற்காக நல்ல நாள் குறித்து, எல்லா கிரக பலன்களும் முப்பத்து முக்கோடி தேவர்களின் ஆசியும் கிடைக்கும் சுபலக்கினத்தில் தரமான ஜோதிடர் நாள் குறித்து, தாயின் வயிற்றைக் கிழித்து பிள்ளையை வெளியில் எடுப்பது. (இது சரியா தவறா என்பது ஒருபுறம் இருக்கட்டும்) இயற்கை நிர்ணயித்த நேரத்தில் பிறக்கின்ற உரிமையைக்கூட நம் குழந்தைகளுக்கு நாம் தருவதில்லை. இதை வன்முறையின் உச்சகட்டம் என்பதைத் தவிர வேறு என்ன சொல்வது?

சரி அப்படித்தான் ஆசைப்பட்டு பிரசவ நேரம் குறிக்கிறார்களே. குழந்தை என்னவாக வேண்டும் என்று குறிக்கிறார்கள்? கலெக்டர் ஆகவேண்டும் என்று அப்பா, டாக்டர் ஆகவேண்டும் என்று அம்மா, மிலிட்டரிக்குப் போகவேண்டும் என்று தாத்தா, ஐபிஎஸ், இல்லை ஆடிட்டர், இல்லை இல்லை ஸ்போர்ட்ஸ்மேன் கூடாது, விண்வெளிக்குத்தான் அனுப்பனும், இப்படி நண்பர்கள் உறவுக்காரர், தொடங்கி வீட்டில் வளர்க்கும் நாய்க்குட்டி வரை எல்லாரின் ஆசையும் கூடவே வளர்கிறது. அந்த மகா விஷ்னுவே தச அவதாரங்களாக பிறந்தாலும் இத்தனை பேரின் ஆசைகளைத் தீர்த்துவைக்க முடியாது.

கிராமங்களில் "அடீங்கறதுக்கே பொண்டாட்டி இல்லை பிள்ளைக்கு பெயர் வைக்க தேடுறாம் பாரு" என்ற பழமொழிதான் இங்கே நினைவிற்கு வருகிறது.

ஆனால் இந்த மீன் யாருடைய பாதுகாப்பில் கூடு கட்டி இவ்வளவு குழந்தைகளை வளர்க்கின்றது? ஆனந்தமாகவும் அற்புதமாகவும் தெரியும் இந்த மீனிற்கு ஒவ்வொரு வினாடியும் எவ்வளவு கடினமானது தெரியுமா?

“எல்லாமே தண்ணியில ஃப்ரியா கிடைக்குது. நாம தண்ணியக்கூட காசு கொடுத்துத்தானே வாங்கறோம் நமக்குத்தான் ரிஸ்க் அதிகம்” என்கிறீர்களா? பணம்தான் பாதுகாப்பு என்று நம்பியிருக்கின்ற, இயற்கையை நம்பாத நம் வாழ்க்கை முறைக்கு அப்படித்தான் தோன்றும்.

ஒரே ஒரு தவளை தண்ணீரில் குதித்தாலே போதும், அந்த அலையில் ஆண் மீன் கட்டிய கூடு கலைந்து மொத்த முட்டைகளும் தண்ணீரில் மூழ்கிவிடும். ஒருவேளை தவளை இந்தக் கூட்டைப் பார்த்துவிட்டால் மீன்களையும் அவற்றின் முட்டைகளையும் ஒருங்கே விழுங்கிவிடும். தவளை மட்டுமல்லாமல் பாம்பு, நீர்ப்பறவைகள், மற்ற இன பெரிய மீன்கள் என எவ்வளவு எதிரிகள்! அடுத்த வினாடி வாழ்க்கை தனக்கும் தன் பிள்ளைகளுக்கும் நிலையில்லை என்ற நிலையில், அந்த மீனின் வாழ்க்கை பாதுகாப்பில்லாமல் எவ்வளவு சிரமமானது? நம் மனிதக் கண்களுக்கும் அறிவுக்கும் இப்படித்தான் தோன்றும்.

அந்தச் சின்ன மீன் தன் வாழ்நாளின் ஒவ்வொரு நொடிப்பொழுதையும் ரசித்து ருசித்து வாழ்கிறது! அடுத்த வினாடி தானும் தன் இணையும் பிள்ளைகளும் பிழைத்திருப்போமா என்ற நிலையற்ற சூழலில், அதற்கு சென்ற நொடியைப் பற்றிய நினைவும் இல்லை. அடுத்து வரும் வினாடியைப் பற்றிய கவலையும் இல்லை. அதனால்தான் வாழ்நாளில் தான் பிழைத்திருக்கும் ஒவ்வொரு கணப்பொழுதையும் மகிழ்வோடு எதிர்கொள்கிறது. அதற்கான வாய்ப்புகளையும் நற்சூழலையும் எல்லையில்லாமல் இப்பிரபஞ்சம் வாரி வழங்கிக் கொண்டுள்ளது. மீன் தன் வாரிசுகளுக்கு விட்டுவைக்கும் சொத்து இது ஒன்றுதான். நான்கு அல்லது ஐந்து வாரங்களில் மீன் குஞ்சுகள் பெற்றோரைப் பிரிந்து தனித்து வாழக் கற்றுக்கொள்கின்றன. தனக்குத் தேவையான அனைத்தையும் இந்த இயற்கையிடம் நேரடியாகப் பெற்றுக் கொள்கின்றன. தன் பெற்றோரைப் போலவே தன்னிறைவோடு வாழ்கின்றன.

இப்போது புரிகின்றதா இயற்கையைப் பற்றிய புரிதல் மட்டுமே நம் பிள்ளைகளுக்கு தரும் சொத்து. இதைக்கூட நாம் சொல்லித் தரத் தேவையில்லை. குழந்தைகளின் இயல்பில் குறுக்கீடு செய்யாமல் இருந்தாலே போதும். அவர்கள் தமக்குத் தேவையானதை தாமாகவே கற்றுக்கொள்வர்.

ஏசி - சூடாக்கும் கருவி

இந்தத் தலைப்பைப் பார்த்த உடன் கோடை வெப்பம் தெரியாமல் குளுகுளு என்று வைத்துக்கொள்ளும் இந்த ஏசி எப்படி சூடாக்கும்? என்று உங்கள் எல்லோருடைய கோபமும் குழப்பமும் புரிகிறது. முன்பெல்லாம் கோடையில் நூறு டிகிரி வெயிலே பெரிய விஷயம். இப்பொழுதெல்லாம் நூற்றி ஏழு நூற்றியெட்டு என்று எகிறுகிறது. சித்திரை மாதம் கத்தரி முடிந்து ஆடியும் வந்தாகி விட்டது இன்னும் வெக்கை தணியவில்லை. உடம்பெல்லாம் எரிகிறது. பெரியவர்கள் நமக்கே இப்படியென்றால் குழந்தைகள் என்ன செய்யும். குழந்தைங்களுக்காகத் தானே வாடகை வீடானாலும் கடன் வாங்கி ஏசி போடுகிறோம். வட்டிக்கு வாங்கி கரண்ட் பில் கட்டுகிறோம். கிராமங்களிலும், புற நகரங்களிலும் வெப்பத்தைத் தணிக்க புங்கை வேப்ப மரங்களில் தூளிகட்டி குழந்தைகளை தூங்க வைப்பார்கள். மரங்களின் நிழலும் காற்றோட்டமான சன்னல் வைத்த வீடுகளுக்கும் நகரத்தில் நாங்கள் எங்கே போவது? அதனால்தான் நடுத்தர குடும்பமாக இருந்தாலும் ஏசி போடவேண்டியதாக உள்ளது. உங்க புலம்பல் கேட்கிறது.

கோடைக்காலம் அவ்வளவு கொடுமையானதாக இருந்தால் இந்த இயற்கை கோடையை ஏன் படைத்தது? நன்றாக யோசித்துப் பாருங்கள் நிறைய கேள்விகள் வரும்.

பூமி ஏன் தட்டையாக இல்லாமல் உருண்டையாக உள்ளது?

பூமி தன் அச்சில் செங்குத்தாக இல்லாமல் சிறிது சாய்ந்திருப்பது எதனால்?

பூமி தன்னைத்தானே சுற்றுவதும் சூரியனை சுற்றி வருவதும் எதனால்?

பூமி சூரியனைச் சுற்றும் போதும் வட்டமாக சுற்றாமல் நீள் வட்டமாக சுற்றுவது எதனால்?

சந்திரன் எதற்காக பூமியைச் சுற்ற வேண்டும்? இரவில் வெளிச்சம் தருவதற்காக என்றால் மாதம் முழுவதும் வெளிச்சம் கிடைப்பதில்லையே?

இப்படிக் கேள்விகளை கேட்டுக்கொண்டே போகலாம். மேலே கேட்கப்பட்ட அனைத்துக் கேள்விகளுக்கும் ஒற்றை

வரியில் பதில் உள்ளது. அதுதான் மாற்றம். ஆம் மாற்றம் ஒன்றுதான் அனைத்திற்கும் காரணம். மாற்றம் இருந்து கொண்டே இருந்தால்தான் பிரபஞ்சத்தில் இயக்கம் நிகழும். அல்லது பிரபஞ்சத்தில் நிகழும் மாற்றங்கள்தான் அனைத்து இயக்கங்களுக்கும் காரணம். இதில் ஓரளவாவது தெளிவு கிடைத்தாலே போதும் நாம் இயற்கையையும் பருவ காலங்களையும் புரிந்து கொள்ளலாம். புரிந்துகொள்ளக் கூடத் தேவையில்லை நாம் அதை எதிரியாகப் பார்க்காமல் இருந்தாலே போதும். ஆனால் இதை நாம் ஏற்றுக்கொண்டுதான் ஆகவேண்டும். பிரபஞ்சத்தை நம்மால் மாற்றியமைக்க முடியுமா? அதுபோலதான் பருவ கால மாற்றங்களையும் நம்மால் மாற்றியமைக்க முடியாது. நாம் அதை அப்படியே ஏற்றுக்கொள்ளத்தான் வேண்டும்.

சந்திரன் பூமியைச் சுற்றுவதால் இரவில் வெளிச்சம் கிடைப்பது மட்டுமல்ல அமாவாசை, பவுர்ணமி, சூரிய கிரகணம், சந்திர கிரகணம் போன்ற நிகழ்வுகளும் நடக்கின்றன. இவற்றினால் பூமியில் பல கண்ணுக்குத் தெரியாத மாற்றங்கள் நிகழ்ந்து கொண்டுதான் உள்ளன. கண்ணுக்குத் தெரிந்த உதாரணமாக கடலைச் சொல்லலாம். சந்திரனின் வருகையால் கடல் ஆர்ப்பரித்து பொங்குவதின் மூலம் தன்னை சுத்தப்படுத்திக் கொள்கிறது. இந்த விண்ணியல் மாற்றங்கள்தான் கடல் நீரோட்டங்களை உருவாக்குகின்றன.

நம் முன்னோர்கள் விண்ணியல் கோட்பாடுகளில் கரைதேர்ந்தவர்களாக இருந்தனர். இந்தக் கடல் நீரோட்டங்களின் துணைகொண்டு கடலில் நீண்ட தூரம் பயணிக்கவும் செய்தனர். இந்தக் கடல் நீரோட்டங்கள்தான் கடலில் பல்லுயிர் பெருக்கத்திற்கும் அவற்றின் வாழ்வாதாரத்திற்கும் துணை புரிகிறது. ஆம். கடல் ஆமை முதல் நீலத் திமிங்கிலம் வரை பலவகை கடல்வாழ் உயிரினங்கள், வாழ்வாதாரத்திற்கும் இனப்பெருக்கத்திற்கும் பருவகால மாற்றங்களுக்கு ஏற்ப நீண்ட தூரம் இடம் பெயர்கின்றன. இவ்வாறு கடலில் வலசை போகும் உயிரினங்கள் ஆயிரக்கணக்கான மைல்களை எளிதில் கடக்கும் வாகனமாக இந்தக் கடல் நீரோட்டங்கள் இருக்கின்றன.

கடல் நீரோட்டங்கள் கடலை செம்மையாக வைத்துக் கொள்கின்றன. அதேபோல நிலத்தையும் இந்தப் பருவகால மாற்றங்கள் செம்மையாகக் வைத்துக்கொண்டுள்ளது. மாற்றம் ஒன்றுதான் நிலையானது. வினாடிக்கு வினாடி பிரபஞ்சத்தில் ஏற்படும் மாற்றமே

இந்த பூமிப்பந்திலும் மாற்றங்களை உண்டாக்கி உயிர்ப்பித்துக் கொண்டுள்ளது.

சரி பூமியின் பருவகாலங்களைப் பற்றி பார்ப்போம்

வெறும் மழைக்காலம் மட்டுமே இருந்துவிட்டால் என்னவாகும் என்று கற்பனை செய்து பாருங்கள். பூமியெங்கும் நிலம் வெறும் சேறும் சகதியாக மட்டுமே இருக்கும். நீர்த்தாவரங்களையும் நீர் வாழ்வனவற்றையும் தவிர வேறு எந்த உயிரினங்களும் வாழ முடியாது.

வெறும் கோடையாக இருந்துவிட்டால் பூமியே பாலைவனமாகி விடுமே. எங்கும் வெப்பம், வறட்சி என்று உயிரினங்கள் வாழ வழியில்லாமல் ஆகிவிடும்.

குளிர் காலம் மட்டுமே தொடர்ந்தால் துருவப் பகுதிபோல பூமி முழுவதும் பனி உறைந்து விடும்.

கோடைக் காலமும் மழைக்காலமும் இணைந்து இருந்தால்தானே குளிர் காலத்தை தெடர்ந்து வசந்த காலம் வரும்.

“பருவத்தே பயிர் செய்” என்று சும்மாவா சொன்னார்கள்? விவசாயத்தில் கூட ஒவ்வொரு பருவத்திற்கும் தகுந்த மாதிரிதான் பயிரிடுவார்கள். கடலில் மீன் வகைகளும் வனத்தின் வளங்களும் கூட பருவத்திற்கேற்றமாதிரி கிடைக்குமே தவிர ஒரே மாதிரி வருடம் முழுவதும் மகசூல் கிடைக்காது.

உயிரினங்களின் வாழ்நாள் அடிப்படையில் பார்க்கப் போனால் மனித இனம் பல்லாண்டு வாழக்கூடிய உயிரினம். இருபதாம் நூற்றாண்டின் துவக்கத்தில் இந்தியரின் சராசரி வயது நாற்பத்தைந்தாக இருந்ததாகவும் நவீன மருத்துவத்தின் கருணையால்தான் இப்போது அறுபத்தைந்தாக உயர்ந்துள்ளதாகவும் நம்பிக் கொண்டுள்ளோம். ஆனால் உண்மையில் நம் சராசரி வயது குறைந்துள்ளது. மேலும் நாம் அந்த குறைந்த சராசரி வயதில்கூட ஆரோக்கியமாக வாழவில்லை. தவறான புள்ளி விவரங்களைக் காட்டி நம் மனோ பலத்தைக் குறைத்துள்ளார்கள் என்பதே உண்மை.

நம் முன்னோர்கள் சாதாரணமாக நூறு வயதைத் தாண்டி வாழ்ந்தவர்கள்தான். பாட்டன் முப்பாட்டன் கொள்ளுப்பாட்டன் என்று நான்கைந்து தலைமுறை கண்டவர்கள் அக்காலத்துக் குழந்தைகள். அதே போல் கொள்ளுப் பேத்தி, எள்ளுப் பேத்தி என

நான்காம் ஐந்தாம் தலைமுறைக் குழந்தைகளையும் கண்டவர்கள் தான் நம் பாட்டன்மார்கள். இதற்கு முக்கியக் காரணம் அவர்கள் பருவகால மாற்றங்களை உடல் ரீதியாக எதிர்கொண்டதும் மனரீதியாக ஏற்றுக் கொண்டதுமேயாகும்.

புவியின் பருவ கால மாற்றங்களைத் தாங்கி வளரும் உடலே ஆரோக்கியமானதாக இருக்கும். வருடம் முழுவதும் ஏசி அறைகளிலேயே வளர்க்கப்படும் குழந்தைகள் ஒரே மாதிரியான செயற்கையான சூழலிலேயே வைத்திருக்கப்படுகிறார்கள். பிறகு ஆரோக்கியம் எப்படி வரும்.

நானே வளர்கிறேனே மம்மி!

குழந்தைகள் ஆரோக்கியமாக வளர உணவு மட்டுமே முக்கியமானது என்று நம்பியுள்ளோம். சத்தான உணவுக்கு அறிவியலின் துணையுடன் ஊட்டச்சத்து நிபுணர்களின் பின்னால் ஓடிக் கொண்டுள்ளோம். குழந்தை மட்டுமல்லாமல் அனைத்து உயிரினங்களும் ஆரோக்கியமாக வளர்வதற்கு உணவுடன் புறச்சூழலும் அவசியமாகிறது. இயற்கையான புறச்சூழலில் வளரும் உடல் சாதாரண உணவையும் சரிவிகித உணவாக மாற்றி விடுகின்றது.

தாயின் கருவறையிலிருந்து வெளி வந்த குழந்தைக்கு முதலில் தேவைப்படுவது காற்றும் வெப்பமும்தான். தாய்ப்பாலுக்கு மூன்றாம் இடம் தான். குழந்தை பிறந்தவுடன் அழுகையின் மூலம் முதல் சவாசம் துவங்குகிறது. பஞ்ச பூதங்களில் ஒன்றான காற்று மூலகத்தின் நேரடித் தொடர்பை குழந்தை பெறுவதும் அப்போதுதான். காற்று மூலகத்தின் முக்கிய உறுப்பான நுரையீரலும் அந்தக் கணமே இயங்க ஆரம்பிக்கிறது. சிறிது மலத்தை கழிப்பதன்மூலம் காற்று மூலகத்தின் துணை உறுப்பான பெருங்குடலும் இயங்க ஆரம்பிக்கிறது.

குழந்தைகளின் ஆரோக்கியத்திற்கு சுத்தமான வெளிக்காற்று அவசியம். ஏசி அறைகளினுள் அடைபட்ட குளிரூட்டப்பட்ட காற்றால் நுரையீரலுக்கு கேடு மட்டுமே விளையும். வெளிக்காற்றை சுவாசித்து வளரும் குழந்தைகளின் நுரையீரலின் செயல் திறன் சிறப்பாக இருக்கும். இதனால் குழந்தையின் உடலில் காற்று மூலகம் பலமடையும். வெளிக்காற்றில் அதிக நேரம் வளரும்

குழந்தைகளுக்கு நுரையீரல் சம்மந்தமான நோய்களோ, தோல் சம்மந்தப்பட்ட நோய்களோ, மலச்சிக்கலோ எளிதில் வருவதில்லை. ஆம், பெருங்குடலும் தோலும் நுரையீரலின் துணை மற்றும் வெளியுறுப்புகளே. காற்றின் பலன் முழுமையாகக் கிடைத்தால் இவைகளும் ஆரோக்கியமாக இருக்கும்.

இன்றைய காலகட்டத்தில் ஏற்பட்டுள்ள சுற்றுச் சூழல் சீர்கேட்டால் காற்று மாசுபட்டுள்ளது. மாசுபட்ட காற்றுக்கு பயந்துதான் குழந்தைகளை ஏசி ரூமில் வளர்க்கிறோம் என்று சொல்லும் பெற்றோர்களே வெளிக்காற்றில் வசிக்கும் குழந்தைகள் தான் உண்மையிலேயே ஆரோக்கியமாக உள்ளனர்.

சூழலுக்கு ஏற்ப தகவமைத்துக்கொள்ளும் உயிரினங்கள் மட்டுமே வாழ்க்கைப் போராட்டத்தில் வெற்றி பெறும். குழந்தைகளுக்கு சூழலுடன் போட்டிப் போட்டு தன்னை மேம்படுத்திக் கொள்ளும் வாய்ப்பைத் தாருங்கள். அதை விட்டு விட்டு டிவி ஷோக்களில் போட்டி போடவைத்து குழந்தைகளையும் அழவைத்து தானும் அழும் பெற்றோர்களை என்ன செய்வது?

தாயின் கருவறையில் கதகதப்பாக இருந்த குழந்தை பிறந்தவுடன் முதலில் எதிர்கொள்வது வெப்ப மாறுபாட்டைத்தான். முதல் தேவையான காற்றை குழந்தை தானாக தேடிக்கொண்ட பின் இரண்டாவது தேவையான வெப்பத்தை நாம்தானே தரவேண்டும். பிறந்த சில தினங்களிலிருந்தே குழந்தைகளை சூரியஒளி படும்படி வைப்பது சிறந்ததாகும்.

சூரிய ஒளியும் வெப்பமும் நேரடியாகக் குழந்கைகளுக்கு கிடைக்க செய்வதும் குழந்தைக்களை வெய்யிலில் விளையாட அனுமதிப்பதும் அவசியமான ஒன்றாகும். நூறு டிகிரி வெய்யிலுக்கு பயந்து வீட்டில் ஏசி போட்டு வைத்திருப்பீர்கள். ஆனால் உங்கள் பிள்ளை டிமிக்கி கொடுத்துவிட்டு கிரிக்கெட் விளையாட ஓடி விடுவான்.

வெளிச்சத்தை தேடி வளைந்து வளரும் செடியைப் போல குழந்தைகள் வெப்பத்தை நாடி ஓடுவதும், தவழும் குழந்தை சூரிய ஒளியை நோக்கி நகர்வதும் இயற்கைதானே? இதைத் தவறாகப் புரிந்துகொண்டு குழந்தைகளை வெய்யிலில் ஓட விடாமல் வீட்டிற்குள்ளேயே டிவி பார்க்க வைக்கின்றோம்.

அப்படியே வெளியில் அனுப்பினாலும் வெயில் தோலின் மீது படாமலிருக்க கிரீம் தடவி அனுப்புகின்றோம். இது எதற்கு

குழந்தையின் நலனுக்கா? அல்லது பன்னாட்டுக் கம்பெனியின் நலனுக்கா? என்றுகூடத் தெரியாமல்.

வெய்யிலில் காய்ந்து பக்குவப்பட்ட சிறுதானியம் நூற்றாண்டிற்கு பின்னரும் முளைப்புத் திறனோடிருக்கும். அதே போல் வெப்ப மண்டலத்தில் வளரும் விலங்கினங்கள் உயரமாகவும் திடகாத்திரமாகவும் இருக்கும். யானை ஒட்டகச்சிவிங்கி ஒட்டகம் நெருப்புக் கோழி அரேபியக் குதிரைகள் இவற்றை உதாரணமாக சொல்லலாம். குளிர்ப் பிரதேசங்களில் உள்ள மக்கள் சூரியக்குளியல் எடுத்து சூரிய சக்தியை பெற்றுக்கொள்ள நம் மக்கள் ஏசி அறைகளுக்குள் தங்களை மறைத்துக்கொள்வதை என்னவென்று சொல்வது.

சூரிய ஒளியில் நம் தோல் தானாக உருவாக்கிக் கொள்ளும் வைட்டமின்களைக் கூட மாத்திரைகளின் மூலம் பெற்றுக்கொள்ளும் நிலையில் உள்ளோம். பஞ்ச பூத சக்திகளில் நெருப்பின் சக்தி மனித உடலில் இருதயம் சிறுகுடல் போன்ற முக்கிய உறுப்புகளை தன் கட்டுப்பாட்டில் வைத்துள்ளது. நாம் உண்ணும் உணவின் மூலம் உடலுக்கு கிடைக்கும் வெப்பத்தைவிட பிரபஞ்சப் பேராற்றலின் வெப்பமும் ஒளியுமே உடல் ஆரோக்கியத்திற்கு சிறந்தது. மன உறுதியும் இரத்த உற்பத்தியும் சூரிய ஒளியில் இலவசமாக கிடைக்க நாம் அதை கிரீம் போட்டுத் தடுத்துவிட்டு செயற்கை மாத்திரைகளைத் தேடி அலைந்து கொண்டுள்ளோம்.

அடுத்து முக்கியமானது மண். பூமித்தாய் பிறக்கும் அனைத்து உயிர்களையும் தாங்கி வளர்ப்பதால் தான் பூமியை தாய் என்கிறோம். இந்த பூமித்தாயின் மடியில் குழந்தைகளை தவழ விடுங்கள் மண்ணில் விளையாட விடுங்கள். பஞ்ச பூதங்களில் நிலம் என்னும் மூலகத்தின் தன்மை மிகவும் சிறப்பானது. இந்த நிலம் என்ற மூலகம் மனித உடலில் மண்ணீரல் மற்றும் வயிற்றை தன் கட்டுப்பாட்டில் கொண்டுள்ளது. எலும்பு மஜ்ஜைகளுக்கும் இரத்த உற்பத்திக்கும் மண்ணீரலுக்கும் உள்ள தொடர்பு நாம் அறிந்ததுதானே?

தனக்குள் எதைப் புதைத்தாலும் மட்கச் செய்யும் தன்மையுள்ளது மண். ஆனால் பூமிக்குள் சென்ற விதை நீண்ட காலமானாலும் உயிருடனே இருக்கும். தக்க சூழலில் பூமி அதை செடியாக பிரசவிக்கும்.

புவியின் அனைத்து உயிரினங்களின் கர்ப்ப காலத்திற்கும் கால வரையறை உண்டு. பூமித்தாயின் கர்ப்ப காலத்திற்கு

கால வரையறையே இல்லை. ஒவ்வொரு கணமும் பிரசவித்துக்கொண்டிருக்கும் பூமித்தாயின் கர்ப்பப் பையை மலடாக்கிவிட்டு மண் மாசு பட்டு விட்டதாக சொல்லிக் கொண்டு அலைகிறோம். கிருமிகள் பற்றிய பயமில்லாமல் புழுதி மண்ணில் விளையாடும் குழந்தைகள் தான் உண்மையில் மிகச்சிறந்த நோயெதிர்ப்பாற்றல் பெற்றவர்களாக வளர்வார்கள். இதை கிராமங்களிலும் தெருவோரங்களில் வளரும் குழந்தைகளிலும் கண்கூடாக காணலாம்.

மழை (நீர்)

"நீரின்றி அமையாது உலகு" என்றார் வள்ளுவர். நமது பூமியில் மூன்றில் இரண்டு பாகம் நீரால் ஆனது. மனித உடலில் பெரும்பகுதி நீரால் நிறைந்துள்ளது. மனித உடலில் சிறுநீரகங்கள், சிறுநீர்ப்பை போன்றவை பஞ்ச பூதங்களில் நீர் என்ற மூலகத்தின் கட்டுப்பாட்டில் உள்ளது. பற்களையும் எலும்புகளையும் கர்ப்பப்பை மற்றும் இனவிருத்தி உறுப்புகளையும் பராமரிப்பது இந்த நீர் மூலகம்தான். இவ்வளவு முக்கியமான நீரை குழந்தைகளுக்கு சுத்தமாகத் தருவது நமது கடமையல்லவா?

என்னது சுத்தமான குடிநீரா? இதற்காகத்தானே நாங்கள் ஆயிரக்கணக்கில் செலவு செய்து மிஷின் எல்லாம் போட்டு இருக்கின்றோம். வெளியூர் சென்றால்கூட விலையுயர்ந்த பாட்டில் குடிநீரைத்தானே வாங்கி குடிக்கின்றோம். எங்கள் குழந்தைகளுக்கும் அதைத்தானே கொடுக்கின்றோம் என்கிறீர்கள். அது சுத்தமான தண்ணீர் இல்லை, செத்துப்போன தண்ணீர் என்பது எத்தனை பேருக்குத் தெரியும். உண்மையில் சுத்தமான தண்ணீர் மழைநீர் மட்டுமே. உலகின் எந்த இயந்திரத்தாலும் மழைநீர் போன்ற சுத்தமான தண்ணீரைத் தர முடியாது. மேலும் ஆறு ஏரி குளங்கள் மற்றும் கிணறுகளில் இயற்கையாக கிடைக்கும் நீரும் அவற்றை இயந்திரங்கள் கொண்டு சுத்தப்படுத்தாத வரையில் சிறந்ததுதான்.

பிரபஞ்சத்தின் பேராற்றல் தண்ணீருடன் கலந்து பூமிக்கு இறங்குவதால் மழை நீர் அற்புதமானது. ஒவ்வொரு துளி மழை நீரும் பூமியில் பல்லுயிர் பெருக்கத்திற்கு வழி வகுக்கும். அதனால்தான் மழைநீரை பூமிக்கு அமிர்தம் என்பார்கள் நம் குழந்தைகளை என்றாவது மனதார மழையில் நனைய விட்டிருக்கின்றோமா? நம் உடலின்மேல் படும் ஒவ்வொரு துளி மழை நீரும் நம் உடலின் எதிர்பாற்றலை அதிகரிக்கும்.

அப்படியென்றால் மழையில் நனைந்தால் சளி மற்றும் காய்ச்சல் வருவது ஏன் என்று கேட்கிறீர்களா? அது வெறும் கழிவு நீக்கம் மட்டும்தான். கழிவுகள் நீங்கிய பின் நோயெதிர்ப்பாற்றல் வளரும். மழையில் நனைந்து வெயிலில் காய்ந்து வளரும் குழந்தைகளே ஆரோக்கியமான குழந்தைகளாக வளர்வார்கள்.

தொலைக்காட்சி வருவதற்கு முன்பு வரை மழை வந்தால் போதும் குழந்தைகள் அனைவரும் தெருவுக்கு ஓடிவந்து

    மழை வருது மழை வருது நெல்லு வாருங்க!

    முக்கால் படி நெல்லு குத்தி முறுக்கு சுடுங்க!

    ஏறு ஓட்டற மாமனுக்கு எண்ணி வையுங்க!

    சும்மா இருக்கற மாமனுக்கு சூடு வையுங்க!

என்று தனக்குப் பிடித்த மாமன் உறவைக் கிண்டல் செய்து பாடுவதும், 'நான் போய் கிணற்றுல விழறேன், என்னைப் பிடிங்க' என்று பாடிக்கொண்டே தேங்கிய மழை நீரில் விழுந்து புரள்வதும், அம்மா வந்து அடித்து இழுத்துக்கொண்டு போகும் வரை தொடர்ந்து நடந்துக் கொண்டிருக்கும்.

நம் குழந்தைகள் கான்கிரீட் கட்டடத்தினுள் உட்கார்ந்துகொண்டு 'ரெயின் ரெயின் கோ அவே' என்று மழையை விரட்டிக் கொண்டுள்ளனர். மழையுடன் சேர்ந்து ஆரோக்கியமும் ஓடிவிட்டது.

ஆகாயம்-ஐந்தாவது முக்கிய சக்தி

இப்படி இயற்கையின் வெப்பம் காற்று நீர் என அனைத்தையும் அனுபவித்து மண்ணில் ஓடியாடி விளையாடும் குழந்தைகளுக்கு பிரபஞ்சத்தில் ஐந்தாவது முக்கிய சக்தியான ஆகாய சக்தி முழுமையாகக் கிடைக்கும். மேலும் குழந்தைகளின் வளர்ச்சிக்கு உறக்கம் இன்றியமையாதது. தூக்கத்தில்தான் குழந்தைகள் அதிகம் வளர்கின்றனர். பிரபஞ்சத்தின் பேராற்றலை குழந்தைகள் அதிகமாகப் பெறுவதும் உறக்கத்தில் தான்.

இந்த ஆகாயம் எனும் மர மூலக கட்டுப்பாட்டில் தான் கல்லீரல் மற்றும் பித்த நீர்ப்பை உள்ளது. உடலின் இரசாயன தொழிற்சாலை என்றழைக்கப்படும் கல்லீரல் உச்சி முதல் உள்ளங்கால்வரை பரவியுள்ள நரம்பு மண்டலம், நரம்பு மண்டலத்தின் தலைமைச் செயலகமான மூளை மற்றும் கண்கள் இவை அனைத்தும் மர

மூலகம் எனும் ஆகாய மூலகத்தின் கட்டுப்பாட்டில் உள்ளது. கல்லீரல் ஆரோக்கியமாக உள்ள குழந்தைகளுக்கு நீண்ட நாள் நோய்கள் மற்றும் பரம்பரை நோய்களைப் பற்றிய கவலையே இல்லை.

இயற்கையின் சக்திகள் இவ்வளவு இருக்க இவை எதுவும் கிடைக்காமல் ப்ரிஜில் வைக்கப்படும் தக்காளியைப் போல குழந்தைகளை வளர்த்தால் என்ன வாகும்?

"முகத்தை கோணலாக வைத்துக்கொண்டு கண்ணாடியை உடைத்தென்ன பயன்" என்பது பழமொழி இன்றைய கால கட்டத்தில் நாம் அதையும் தாண்டி கண்களை விற்று சித்திரம் வாங்கிக் கொண்டிருக்கின்றோம். ஆமாம் ஹைஜீனிக் என்ற பெயரில் கிருமிகள் கண்ணில் படாமல் குழந்தைகளை மறைத்து வளர்க்க நாம் அடிக்கும் லூட்டிகளை பார்த்தால் அப்படித்தான் தோன்றுகின்றது.

மண்புழு குருவிக்கும் நண்பன்

வீட்டுத் தாழ்வாரங்களிலும் கூரை இடுக்கு மற்றும் கிணற்று சாரத்துளைகளிலும். சிட்டுக்குருவிகள் கூடுகட்டி குடும்பமாக வாழும் இவற்றை வீட்டுக்குருவி என்றும் அழைப்பார்கள். கிராமம் நகரம் என்று எங்கு பார்த்தாலும் பரவலாக வாழ்ந்த இந்த சிட்டுக் குருவியினம் இப்போது அழியும் தருவாயில் உள்ளது. இந்தக் குருவியினம் அழிவதற்கு பரவலாக சொல்லப்படும் காரணம் செல் போன்! நாடெங்கும் முளைத்திருக்கும் செல்போன் கோபுரங்களின் கதிர் வீச்சால் இந்த குருவிகளின் முட்டைகள் பொரிப்புத் திறன் குறைந்துப் போய் மலடாகி இந்த இனமே அழியும் தருவாயில் உள்ளது என்பது.

மேற்கண்ட தகவல் பற்றிய உண்மை அறிய செல்லப் பிராணிகள் விற்கும் கடைகளுக்குப் போய் பார்த்தால் தெரியும். அங்கு சின்னச் சின்னக் கூண்டுகளில் சிட்டுக்குருவிகளைவிட சிறிய அளவிலான தூய வெண்மையும் சிவந்த அலகும் பிரிஞ்சஸ் என்று பெயரும் கொண்ட வெளிநாட்டுக் குருவிகளைக் காணலாம். மேலும் கிளிகளைப் போன்ற தோற்றமும் சிட்டுக்குருவிகளின் அளவும் கொண்ட காதல் பறவை எனும் பெயர் கொண்ட பலவண்ண கிளிகளைக் காணலாம்.

இவையெல்லாம் நம் நாட்டுச் சூழலுக்கு சற்றும் பொருத்தமில்லாத வெளிநாட்டுக் குருவியினங்கள். இவற்றில் ஒரு ஜோடி பறவைகளை வாங்கி மூன்றடிக்கு இரண்டடிக் கூண்டில் வளர்த்தாலே போதும். நாம் தரும் சிறு தானியங்களை உண்டு வாழ ஆரம்பித்துவிடும். சில நாட்களிலேயே கூண்டிற்குள் நாம் வைத்துள்ள சிறிய மண் பானையில் ஆறு முதல் எட்டு முட்டைகள் வரை இட்டு பதிநான்கு நாட்களில் குஞ்சு பொரித்து விடும். கூண்டு மட்டும் சற்று பெரியதாக இருந்தால் போதும் ஒரே வருடத்தில் நூற்றுக்கணக்கில் குருவிகளால் கூண்டே நிறைந்து விடும்.

செல்போன் கதிர் வீச்சால் சிட்டுக் குருவி இனம் அழிந்து கொண்டிருப்பது உண்மையாக இருந்தால் இந்தக் குருவிகள் மட்டும் எப்படி இனவிருத்தி செய்கின்றன? நீங்கள் குற்றம் சுமத்தும் அதே செல்போன் டவர்களில் தான் காக்கைகளும் கூடுகட்டி குஞ்சு பொரிக்கின்றன!

சிட்டுக் குருவிகளுக்கு முக்கியமான உணவே, சிறு புழு பூச்சிகள் தான். வீட்டு முற்றத்திலும் தெருவோரங்களிலும் இரைந்து கிடக்கும் நெல் மற்றம் சிறு தானியங்கள் அவற்றின் இரண்டாம் கட்ட உணவுதான். பயிர்களுக்கு கேடு விளைவிக்கும் பூச்சியினங்களை பிடித்து உண்டு பூச்சி மேலாண்மையிலும் சிட்டுக் குருவிகளின் பங்களிப்பு முக்கியமானது.

நவீன சாகுபடி முறையில் உரம் மற்றும் பூச்சிக் கொல்லி பயன்பாட்டால் மண்புழு உட்பட ஏறத்தாழ அனைத்து புழு பூச்சியினங்களும் அழிந்து விட்டன. மலடான மண்ணில் இரை கிடைக்காமல் சிட்டுக்குருவியினமும் அழிய ஆரம்பித்துள்ளது. போதாக்குறைக்கு கிணறுகள் ஆழ்துளைக் கிணறுகளாகவும் கூரை மற்றம் ஓட்டு வீடுகள் காண்கிரீட் கட்டிடங்களாகவும் மாற்றப்பட்டு குருவிகள் கூடுகட்ட இடமில்லாமல் போனதும் குருவிகள் அழிவிற்கு இரண்டவது காரணம்.

குருவிகள்கூட இனப் பெருக்கம் செய்ய முடியாத அளவுக்கு சுற்றுச்சூழலைக் கெடுத்துவிட்டு குழந்தைககளுக்கான நல்ல உணவை எங்கே போய் தேடுவது? நம் குழந்தைகள் நலமாக இருக்க சுற்றுச் சூழலை நலமாக வைத்துக் கொள்வது தானே சிறந்த வழி. சரி குருவிகளின் உணவை விடுங்கள், குழந்தைகளுக்கு என்ன உணவு கொடுப்பது சொல்லுங்கள் என்று கேட்பது புரிகிறது.

ஊண் மிக விரும்பு

குழந்தை வளர்ப்பிற்கு ஏற்ற வழிமுறை உணவு பற்றிய தகவல் ஏதாவது கிடைக்கும் என்று பார்த்தால், பறவைகளைப் பற்றியே படம் காட்டறீங்களே. உங்கள் மைண்ட் வாய்ஸ் கேட்கிறது.

குழந்தைகளுக்கான சிறந்த உணவை எங்கேயும் தேடிப் போகத் தேவையில்லை. குழந்தைப் பிறக்கும் போதே அதற்கான உணவு அதன் தாயின் மார்பில் எளிதில் கிடைக்கிறது. குழந்தையின் தனது முதல் அழுகையின் மூலம் சுவாசத்தைப் பெறுகின்றது. அடுத்தடுத்து வரும் அழுகைகள் புவியின் புறச்சூழலுக்கு தன்னுடலை தயார் செய்துக் கொள்ள உதவுகின்றது. பின்னர் ஏற்படும் அழுகைகள் பெரும்பாலும் பசிக்கானதாக இருக்கும்.

பிறந்தது முதல் ஆறு மாதம் வரை குழந்தைக்கான சிறந்த உணவு தாய்ப்பால் மட்டுமே. எந்த துணை உணவும் தேவைப்படாது. தாய்ப்பால் தர இயலா குழந்தைகளுக்கு பசும்பால் நீர் விட்டு காய்ச்சித் தரலாம். ஆறு மாதத்திற்கு பின் குழந்தைகளுக்கு நாம் என்ன உணவு உண்கின்றோமோ அவற்றையே சூப் வடிவில் சிறிது சிறிதாக அளிக்கலாம். சிறுதானியக் கஞ்சி கொடுக்கலாம். இப்படி காய்கறி துவங்கி இறைச்சி வரை சாறு கொடுத்து சுவையூட்டி பழக்கப்பட்ட குழந்தைகளுக்கு நன்கு வேகவைத்த பருப்பு சாதம் காய்கறிகள் பழச்சாறு போன்றவற்றை சுவைக்க வைக்கலாம். இங்கு வெறும் சுவைத்தலுக்காக மட்டுமே உணவு கொடுக்கப்பட வேண்டுமே தவிர திணித்தல் கூடாது.

சரி, குழந்தைகளுக்கு எப்போது உணவு கொடுப்பது? பசியெடுக்கும் போதுதான். குழந்தை பசிக்காக அழும்போது மட்டுமே தாயின் மார்பில் வைத்தால் பால் குடிக்கும். பசியில்லா நேரங்களில் கண்டிப்பாக பால் குடிக்காது. பிறந்தது முதல் எவ்வளவு வயதானாலும், பசிக்கும்போது மட்டுமே உணவு தரப்பட வேண்டும். குழந்தையின் வளர்ச்சிக்கு உறக்கம் மிகவும் அவசியமானது. பிறந்த குழந்தையின் உள்ளுறுப்புகள் சீரான வளர்ச்சிபெற மூன்று ஆண்டுகளாகின்றது.

முதல் ஆறு மாத காலத்திற்கு குழந்தையின் வளர்ச்சியும் உறங்கும் நேரமும் அதிகமாக இருக்கும். உறங்கும் குழந்தைகளை தட்டியெழுப்பி உணவு கொடுப்பது குழந்தையின் ஆரோக்கியத்திற்கு கேடு உண்டாக்குமே தவிர என்றுமே நன்மை பயக்காது.

ஒருவயது வரை குழந்தைகளுக்கு கட்டாயமாக தாய்ப்பால் தர வேண்டும். மேலும் மூன்று வயதுவரை குழந்தைகளுக்கு நீர் கலந்த பசும் பாலைத் துணை உணவாக தரலாம். பொதுவாக குழந்தைகளுக்கு ஒரு வயதில் பற்கள் முளைக்கத் துவங்கும். எழுந்து நிற்கவும் நடக்கவும் துவங்குவதும் அந்த வயதில் தான். நன்கு குழைத்த பருப்பு சாதம் துவங்கி நாம் உண்ணும் அனைத்து உணவுகளையும் குழந்தை ஏற்று கொள்ள ஆரம்பிப்பதும் அந்த வயதில்தான்.

நிலாச் சோறு

இளம் வயதில் நிலாச்சோறு சாப்பிட்ட அனுபவம் நம்மில் எத்தனைப் பேருக்கு உண்டு? என்னைக் கேட்டால் குழந்தைகளுக்கான சிறந்த உணவு நிலாச்சோறு என்றுதான் சொல்வேன். குழந்தைகள் கவனிப்பின் மூலம் கற்றுக்கொள்வதற்கான நிறைய விஷயங்கள் நிலாச்சோறு உண்ணும் வேளையில் கிடைக்கும்.

தொலைக்காட்சி இல்லாத காலங்களில் மாலை பள்ளியிலிருந்து வீடு திரும்பிய இருபால் குழந்தைகளும் வீட்டிலுள்ள சிறு வேலைகளை முடித்துவிட்டு, இருட்டுவதற்குள் வீட்டுப் பாடங்களையும் முடித்துவிடுவார்கள்.

பிள்ளைகள் யார் பேச்சைக் கேட்கிறார்களோ இல்லையோ "மாலை முழுவதும் விளையாட்டு" என்று பாரதியார் சொன்னதை மட்டும் தட்டவே மாட்டார்கள். ஏழரை மணிக்கெல்லாம் தெருவில் ஒன்றாகக் கூடி விடுவார்கள்.

அப்புறமென்ன ஆட்டம் பாட்டம் கூத்தும் கும்மாளமும்தான். எத்தனை வகை விளையாட்டுகள். குழந்தைகள் அவர்களின் வயதுக்கும் உடல் திறனுக்கும் ஏற்ப விளையாட்டுளையும் விளையாட்டுத் தோழர்களையும் தன் விருப்பத்தின் அடிப்படையில் தேர்ந்தெடுத்துக் கொள்வர்கள். புதுப்புது விளையாட்டுகளையும் அவர்களாகவே உருவாக்கியும் ஆட்ட விதிமுறைகளையும் தங்களுக்கு தாங்களாகவே உருவாக்கிக்கொள்வர்.

விளையாட்டின் இடையே பசி வந்துவிடும். உடனே வீட்டிற்குள் ஓடிச்சென்று தட்டில் சோற்றைப் போட்டுக்கொண்டு மீண்டும்

தெருவுக்கே வந்து விடுவர். சொல்லி வைத்தார்போல தினசரி அவர்களுடன் உண்ணும் விளையாட்டுத் தோழர்களும் நிலாச்சோறு உண்ணக் கூடிவிடுவார்கள். சாப்பிட்ட குழுவினர் விளையாடப் போவதும் விளையாடிய குழுவினர் சாப்பிடப் போவதுமாக இரவு எட்டரை மணி வரை தொடரும். சில நாட்களில் பிள்ளைகள் ஒன்று சேர்ந்து அரிசி பருப்பு காய்கறிகளை தத்தமது வீடுகளிலிருந்து யாருக்கும் தெரியாமல் எடுத்து வந்து கூட்டாஞ்சோறு சமைத்து நிலாச்சோறு உண்பதும் நடக்கும்.

இந்தக் குதூகலமான சூழலில்தான் தாய்மார்கள் தங்கள் குழந்தைகளுக்கு இரவு உணவு ஊட்டுவார்கள். சில தாய்மார்கள் சட்டியில் சோறும் குழம்பும் ஊற்றி பிசைந்து தன் மொத்த குடும்ப உறுப்பினர்களுக்கும் சேர்த்து சோற்றுருண்டைகளை கையில் வைத்து நிலாச்சோறு ஊட்டுவதும் உண்டு. நிலாச்சோறு உணவுக்காக மட்டுமானதல்லாமல் அங்கே குழந்தைகளுக்கான கற்பித்தல் நடைபெறுகிறது. சாப்பிடுவதில் என்ன கற்பித்தல் வேண்டிக்கிடக்கிறது என்கிறீர்களா?

அம்மா பாட்டி அத்தை அக்கா போன்றோர் குழந்தைகளை தமது இடுப்பில் தூக்கிக் கொண்டு குழந்தைகளுடன் நிறைய கதைகள் பேசுவர். தாத்தாக்களிடம் கதை கேட்பதற்கென்று தனிக் கூட்டம் இருக்கும். குழந்தைகள் பேச புதுப்புது வார்த்தைகளைக் கற்றுக்கொள்வதும் இங்கேதான். முழு நிலவுடன் கூடிய வானம். சில நாட்களில் நிலவில்லாத கருத்த வானம். அந்த இருட்டு வானத்தில் வெள்ளி முத்துக்களாய் விண்மீன்கள். இவற்றை வைத்துப் புனையப்படும் குழந்தைக் கதைகள். புதுப்புது தகவல்கள் குழந்தைகளுக்கு வந்துக் கொண்டே இருக்கும். .

குழந்தை சாப்பிட்ட பின் சுற்றிப் போடும் கடைசி வாய் உணவிற்காக காத்திருக்கும் தெருநாய் மற்றும் குறுக்கே புகுந்து ஓடும் பூனை... தன் குழந்தைக்கு சோறு ஊட்டும்போதே இவற்றிற்கும் சேர்த்து உணவளிக்கிறாள் அந்தத்தாய்.

“பகுத்துண்டு பல்லுயிர் ஓம்புதல்” என்னும் வள்ளுவ மொழி குழந்தைகளுக்குத் தானாகவே கற்பிக்கப்படுகிறது. இல்லையில்லை வள்ளுவரும் இந்த குறள் எழுத தன் தாயிடமிருந்துதான் கற்றிருப்பார்.

குழந்தைகளின் கற்றல் இந்த கதைகளிலும் விளையாட்டுகளிலும்தான் துவங்குகிறது

குழந்தை உண்ணும்போது சிறார்களின் கூட்டமான பாட்டுச் சத்தம் கேட்கிறது.

ஒரு குடம் தண்ணி ஊத்தி ஒரே பூ பூத்ததாம்,

ரெண்டு குடம் தண்ணி ஊத்தி ரெண்டே பூ பூத்ததாம்,

மூனு குடம் தண்ணி ஊத்தி மூனே பூ பூத்ததாம்...

குழந்தை அருகாமையில் விளையாடிக் கொண்டிருக்கும் சிறார்களைக் கவனிக்கிறது. சிறார்கள் இருவர் எதிர் எதிரே நின்று தன் இரு கைகளையும் தலைக்கு மேலே உயர்த்தி கோபுரம்போல் அமைத்துக்கொண்டு நிற்கின்றனர் மற்ற குழந்தைகள் வரிசையாக தொடர் வண்டிப் போல பாடிக்கொண்டே அந்த கோபுரத்தின் உள்ளே செல்வதும் வெளியே போவதுமாக வட்டமடிக்கின்றனர். அவர்கள் இப்படி விளையாடும் போது தான் மேற்கண்ட பாடலை கூட்டமாக ஒருமித்த குரலில் பாடிக்கொண்டே செல்கின்றனர் ஒவ்வொரு இலக்கம் சொல்லும் போதும் கோபுரத்திற்குள் வரும் நபர் ஒரு பூவின் பெயரைச் சொல்ல வேண்டும். ஒரே மலரின் பெயரை இரண்டாம் முறை சொன்ன நபர் கோபுரத்திற்குள் மாட்டிக் கொள்வார். நிலாச்சோறு உண்ணும் குழந்தைகள் விளையாட்டாக எண்கள் கணிதம் பறவை மலர் மற்றும் விலங்குகளின் பெயர்களைக் கற்றுக் கொள்வாகள்.

இது போன்ற குழந்தை விளையாட்டுகள் ஏராளம் .

அஞ்சாங்கல்லு விளையாட்டு பாட்டு.

"ஒத்தக் கல்லு ஒன்னுத்தான்"

"லோலாக்கு ரெண்டுத்தான்"

"நெத்திக்கண்ணு மூனுத்தான்"

இப்படி நிறைய பாடல்கள் உள்ளன. பெரும்பாலும் பெண் பிள்ளைகள் விரும்பி விளையாடும் விளையாட்டு இது. சிறிய கற்களை தரையில் இரைத்து விட்டு, ஒரு கல்லை மேல் நோக்கி எறிவர். அது கீழே இறங்குமுன்னர் தரையில் உள்ள ஒரு கல்லை கையில் எடுத்துக் கொண்டு, அதே கையால் மேலிருந்து வரும் கல்லையும் கீழே விழாமல் பிடிக்க வேண்டும். கீழே உள்ள மற்ற கற்களின் மேல் கை படக்கூடாது. பாட்டும் தாளம் தப்பாமல் பாட வேண்டும். பாடலில் ஒன்று என வரும் போது தரையில் இருந்து

ஒரு கல்லும் இரண்டு என வரும் போது இரண்டு கல்லும் பாடலின் வரியில் உள்ள எண்ணிக்கைக்கேற்ப சரியாக எடுக்க வேண்டும். குழந்தைகளின் கைகள் உடல் மனம் கண்கள் என அனைத்தையும் ஒருங்கிணைக்கும் அருமையான விளையாட்டு இது.

பக்காடி பக்காடி
அக்கா ஆம்டியான் வராண்டி
தெருவ பெருக்கடி
தென்னம் பாய போடுடி
கிட்ட வந்தான்னா கட்டையால அடிடி!

இது அஞ்சாங்கல்லு விளையாட்டில் பெண் பிள்ளைகளுக்கு பாலியல் சீண்டல்கள் பற்றி மறைமுகமாக சொல்லித்தரும் பாடல்.

இப்படி நிலாச்சோறு உண்ணும்போதே பிறந்த குழந்தை முதல் பருவ மங்கை வரை வாழ்வியல் முறைகளை விளையாட்டாக கற்றுக்கொள்கின்றனர். பழைய கிராமிய வாழ்வில் குழந்தைகளுக்கான வாழ்க்கை கல்வி இயல்பாகவே கற்று தரப்பட்டது. இதையெல்லாம் மறந்து இன்று பாலியல் கல்விபற்றி விவாதித்து வருகிறோம்.

காக்காப் பறபற விளையாட்டு குழந்தைகள் கூட்டமாக அமர்ந்து கொள்வர். ஒரு குழந்தை காக்கா பறபற என்றால் மற்ற குழந்தைகளும் கூடவே உறக்க சொல்வர். இப்படியே குருவி பறபற, கொக்கு பறபற, என்று சொல்லிக்கொண்டே போவார்கள். பிள்ளைகளும் சத்தமாக பின்பாட்டு பாடுவர். திடீரென்று பூனை பற பற என்றவுடன் அனைத்துப் பிள்ளைகளும் கப்சிப்! யாரேனும் ஒருவர் வாய் தவறி சொல்லிவிட்டால் அவர் அவுட்! மன ஒருங்கினைப்பிற்கும், வார்த்தைப் பிரயோகத்திற்கும் சிறந்த விளையாட்டு இது.

டீச்சர் விளையாட்டு அரைப்பாவாடைக்கு மேல் துண்டுத் துணியை தாவணிபோல் சுற்றிக்கொண்டு, கையில் குச்சியுடன் வந்து விட்டார் மூன்றாம் வகுப்பு படிக்கும் குட்டி டீச்சர். எல்லாக் காலத்திலும் கையில் குச்சி வைத்திருப்பதுதான் டீச்சருக்கு அடையாளம். (மூன்றாம் வகுப்பிலிருந்தே டீச்சர் கனவு காணும் அந்த பெண் குழந்தை ஐந்தாம் வகுப்பிற்கு மேல் பள்ளிக்கு அனுப்பப்படுவாளா என்பது வேறு)

ஒன்று இரண்டில் துவங்கி கூட்டல் வாய்ப்பாடு, கழித்தல் வாய்ப்பாடு, பெருக்கல் வாய்ப்பாடு, ஆத்திச்சூடி, என அனைத்தையும் இந்த டீச்சர் விளையாட்டு மூலம் தங்களுக்கு தாங்களே "கற்போம் கற்பிப்போம்" என்று கற்றுக்கொள்வார்கள்.

கூச்சலும் கும்மாளமுமான சூழலில் குழந்தை உணவு உண்ணும் போதே நிறைய கற்றுக்கொள்கிறது சில சமயம் உணவையும் தவிர்த்துக் கற்றுக்கொள்கிறது இதைத்தான்.

     செவிக்கு உணவில்லாத போது சிறிது

     வயிற்றுக்கும் ஈயப் படும்

என்று வள்ளுவ தாத்தா கூறினாரோ!

மற்ற பிள்ளைகளோடு விளையாடினால் தங்கள் குழந்தைகள் கெட்டு விடுவார்கள் என நினைக்கும் பெற்றோர்களே குழந்தைகள் உலகமே வேறு. அங்கே அவர்கள் மட்டும்தான்.

கள்ளம், கபடம், ஏற்றத்தாழ்வு எதுவும் அங்கே இல்லை. அங்கு இருப்பதெல்லாம் மகிழ்ச்சி மட்டுமே.

பருவம் வந்தவர்களே பார்க்கக் கூசும் அங்க அசைவுகளைக் கொண்ட நடனங்களுக்கும் இரட்டை அர்த்த ஆபாசப் பாடல்களுக்கும் அங்கே இடம் இல்லை. ஆபாசப் பாடல்களுக்குத் தங்கள் குழந்தைகளை இணையுடன் ஆட விட்டு அழகு பார்க்கும் பெற்றோர்கள் அங்கே இல்லை. குழந்தைகளின் முகத்தில் விரச பாவம் தேடி கெமிஸ்ட்ரி ஒர்க் அவுட் ஆகவில்லை என்று மதிப்பெண் குறைக்கும் நடுவர்கள் அங்கே இல்லை.

தோற்றவர் வென்றவரை வாழ்த்தும் மனோபாவத்தையும் மன உறுதியையும் வளர்க்காமல், தோல்வியை தாங்க முடியாமல் பெற்றோருடன் சேர்ந்து குழந்தையையும் அழவிட்டு தன் நிகழ்ச்சியின் மதிப்பைக் கூட்டிக் கொள்ளும் மீடியாக்கள் என்ற எதுவும் அங்கே இல்லை. அங்கே உள்ளது மகிழ்ச்சி மட்டுமே ஆம் கள்ளம் கபடமற்ற சிரிப்பும் விளையாட்டும் அதன் மூலம் புதுப்புது விஷயங்களை கற்றல் மட்டுமே அங்கு நடக்கிறது.

என்னடா இது குழந்தை வளர்ப்பது எப்படீன்னு தெரிஞ்சுக்க புத்தகத்தை எடுத்தா ஏதாவது சத்தான உணவு நல்ல பழக்க வழக்கங்களை தெரிந்துக் கொள்ளலாம் என்று பார்த்தால், இப்படி

வெறும் விளையாட்டு பற்றியே சொல்கிறீர்களே குழந்தை எப்படி நன்றாக வளர்ப்பது என்று கேட்கிறீர்களா?

உண்மையாக சொல்லுங்கள் குழந்தைகளை நீங்களா வளர்க்கிறீர்கள்? கண்டிப்பாக இல்லை. குழந்தை அவர்களாகத்தான் வளர்கிறார்கள். குழந்தையின் உயரம் எடை நிறம் எதையும் நாம் நிர்ணயம் செய்வதில்லை. அவர்கள் தானாகத்தான் வளர்கிறார்கள். அவர்களாகக் கற்றுக்கொள்ளும்வரை தனக்கு எது தேவையோ அதைத் தன்னார்வத்துடன் சரியாக கற்றுக்கொள்கிறார்கள்.

அவர்களின் சிந்தனை விருப்பு வெறுப்பு எதிலும் நாம் தலையை நுழைக்காமல் அவர்களுக்கு தக்க சூழலை ஏற்படுத்திக் கொடுத்தால் மட்டும் போதும். அவர்கள் எதிர்காலத்தில் என்னவாக வேண்டும் என்று அவர்களே தீர்மானித்துக் கொள்வார்கள்.

அது எப்படி விளையாட்டின் மூலம் கற்றுக்கொள்வது. சரி, குழந்தைகள் எப்படி தங்கள் எதிர்காலத்தை தீர்மானிப்பார்கள் என்கிறீர்களா? நாம் தலையிட்டு குழப்பாத வரையில் எதுவும் குழந்தைகள் விஷயத்தில் சரியாகத்தான் நடக்கும்.

அதென்ன நாம் தலையிட்டுக் குழப்புவது? உதாரணத்திற்கு டாக்டர் விளையாட்டு விளையாடும் குழந்தையை கவனித்துவிட்டு என் மகள் டாக்டர் ஆக ஆசைபடறா என்று பெருமையடித்துக் கொண்டு இரண்டாம் வகுப்பிலிருந்தே ஸ்பெஷல் கோச்சிங் என்ற பெயரில் அந்த குழந்தையை விளையாடவே விடாமல் செய்வது.

அல்லது லாரி டிரைவர் விளையாட்டு விளையாடிய மகனைப் பார்த்துவிட்டு ஐயையோ என் மகனை இப்படியே விளையாட விட்டால் கடைசியில அவன் வெறும் லாரி டிரைவராகத்தான் ஆவான் என்று பயந்து அவனைத் தெருப்பக்கம் விளையாடவே அனுப்பாமல் விடுவது.

இப்படி பயந்துதான் பிள்ளைகளின் மாலை நேர விளையாட்டை ஒழித்து விட்டோம்.

இவை எல்லாவற்றையும் கார்ட்டூன் சேனலைக் காட்டி டப்பா உணவு ஊட்டுகிறோம்.

எதையும் காஸ்ட்லியா இருந்தால்தான் தரமானதாக இருக்கும் என்ற மனோபாவத்தில் பிள்ளைகளை வளர்க்கிறோம். படிக்கும்

பள்ளியிலிருந்து, உண்ணும் உணவுவரை அதன் தரத்தினை அதன் விலையின் அடிப்படையில் தான் நிர்ணயிக்கின்றோம்.

இந்த மனோபாவம்தான் அதிக பொருட்செலவு செய்து ஆடம்பர பள்ளிகளில் பிள்ளைகளைச் சேர்த்துவிட்டு பிள்ளைகளுடன் சேர்ந்து பெற்றோரும் அடிமைப்பட்டு கிடக்கின்றோம்.

பிள்ளைகளால் எழுத முடியாத வீட்டுப்பாடத்தை பெரியவர்கள் எழுதித் தருகிறோம். அதுவும் தப்பும் தவறுமாக.

பிள்ளைகளின் மதிப்பெண் குறைந்தால் பள்ளி நிர்வாகம்தானே நமக்கு பயந்து பதில் சொல்லக் கடமைப்பட்டிருக்க வேண்டும். மாறாக பிள்ளையின் படிப்புக்காக நாம் கைகட்டி வாய்பொத்தி மன்றாடிக்கொண்டிருக்கின்றோம். (முதலில் இந்த அடிமைத்தன கல்வி முறையே தவறு என்பது வேறு விஷயம்.)

படிப்பு படிப்பு என்கிறீர்களே என்ன பெரிய படிப்பு, படிப்பு என்ன அவ்வளவு கடினமானதா என்ன? அப்படி ஒன்றும் இல்லை. பிள்ளைகளை அவர்கள் இயல்பில் விட்டால் படிப்பு என்பது சாதாரண விஷயம் தான்.

ஆயிரம் வருடங்களுக்கு முன்பே தஞ்சை பெரிய கோவிலை கட்டிய தொழில் நுட்பத்தைப் பாருங்கள். நம் முன்னோர்கள் எந்த இன்ஜினியரிங் காலேஜில் படித்து பட்டம் பயின்றவர்கள்.

இரண்டாயிரம் ஆண்டுகளுக்கும் முன்னதாகவே மரக்கலன் ஓட்டி கடல் கடந்து வணிகம் செய்தது எந்த தொழில் நுட்பம். காற்றின் திசையிலும் காற்றுக்கு எதிர் திசையிலும் கலம் செலுத்தியவர்கள் நம் முன்னோர்கள். கடல் நீரோட்டங்களைக்கொண்டு ஆயிரம் மைல் தாண்டி கடல் பயணம் செய்த அவர்கள் எந்த மெரின் இன்ஜினியரிங் காலேஜில் படித்து பட்டம் பயின்றவர்கள். சீறி வரும் அகண்ட காவிரியின் குறுக்கே கல்லணை கட்டிய தொழில்நுட்பம் எங்கே. இப்படி ஏராளமாக சொல்லிக்கொண்டே போகலாம்.

இதற்கு ஏன் ஆயிரம், இரண்டாயிரம் வருடம் முன்னாடி போகனும், நாம் இன்று அன்றாடம் பயன்படுத்தும் நூற்றுக்கணக்கான மின் சாதனங்களைக் கண்டுபிடித்த தாமஸ் ஆல்வா எடிசன் மற்றும் தமிழ்நாட்டின் தலைசிறந்த விஞ்ஞானி ஜீ. டி. நாயுடு இவர்களின் படிப்பு எவ்வளவு என்று பாருங்கள்.

இந்த அடிமை மெக்காலே கல்வி முறை வந்துதானே நம் பாரம்பரிய திறன்களை மெல்ல மெல்ல மறக்க துவங்கினோம். இப்படி இந்த அடிமைமுறைக் கல்விக்காக நம் பிள்ளைகள் தங்கள் இனிமையான மாலைப் பொழுதுகளை இழந்து வருகிறார்கள் பெற்றோர்களும் கூடத்தான்.

அப்படியெல்லாம் ஒன்னுமில்லீங்க, இப்பக் கல்விமுறை மாறிவிட்டது! பிள்ளைகளை விளையாடவும் தனித்திறன் மேம்படுத்தவும் நிறைய திட்டங்கள் வந்துவிட்டது. நாங்கள் அப்படிப்பட்ட பள்ளியில்தான் எங்கள் பிள்ளைகளை சேர்த்திருக்கிறோம். உங்கள் கோபக் குரல் கேட்கிறது.

இப்பவெல்லாம் ஆக்டிவிட்டி, ப்ராஜக்டுன்னு வகுப்பறையிலேயே எல்லாம் சொல்லிக் கொடுக்குறாங்க. ப்ளே ஸ்கூல் எல்லாம் வந்து விட்டது. இதைத் தாண்டி பிள்ளைகள் என்ன கற்றுக்கொள்ளப் போகிறார்கள் என்ற கருத்தும் உள்ளது.

காத்தாடி, பட்டம், நுங்கு வண்டி, பம்பரம், களிமண் பொம்மைகள் செய்தல், என்று ஒவ்வொரு காலத்திற்கும் ஒரு விளையாட்டு! ஒவ்வொரு விளையாட்டிலும் ஒரு ஹீரோ. அவனைச் சுற்றி ஒரு கூட்டம். எந்த விளையாட்டானாலும் அதற்கான பொருட்களை பிள்ளைகள் தாங்களாகவே உருவாக்கிக் கொள்வார்கள். தங்கள் உருவாக்கும் திறனையும் மேம்படுத்திக் கொள்வார்கள்.

இதைத்தான் நவீன பள்ளிகளில் பணம் பறித்துக்கொண்டு ஆக்டிவிட்டி என்ற பெயரில் செய்யச் சொல்கிறார்கள்

அரசுப் பள்ளிகளில் குறைவாகப் படித்துவிட்டு தானாக விளையாடிய இந்த விளையாட்டுகளை பிளே ஸ்கூலில் பணம் கட்டி பிள்ளைகளை சேர்த்துவிட்டு கட்டாயமாக விளையட வைக்கின்றோம், அதுவும் ஆசிரியர்களுக்கு பிடித்தமாதிரி...

பிள்ளைகளுக்கு பிடித்தமாதிரி செய்தால்தானே அவர்களின் உருவாக்கும் திறன் கற்பனைத்திறன் வளரும்? பாடத் திட்டங்களுக்கு தகுந்த மாதிரி விளையாடச் சொன்னால் அந்த விளையாட்டுகூட பிள்ளைகளுக்கு சுமையாகத் தோன்றும். குழந்தைகளின் விளையாட்டிலும் கற்பனைத் திறனிலும்கூட நமது ஆதிக்கம் என்பது எவ்வளவு பெரிய வன்முறை?

அப்ப நாங்கள் என்னதான் செய்யறது என்கிறீர்களா?

பிள்ளைகளை இயற்கையான பழங்களை அதிகம் உண்ணச் செய்யலாம். எளிய உணவே போதும். பசியறிந்து உண்டாலே போதும் குழந்தையின் உடல் தனக்குத் தேவையான சத்துகளை உற்பத்தி செய்து கொள்ளும். எளிமையான பள்ளிகளில் பிள்ளைகளைச் சேர்த்து அவர்களின் மாலை நேரங்களை அவர்களிடமிருந்து பறிக்காமல் இருந்தாலே போதும்... இப்படித்தான் நம் முன்னோர்கள் தங்கள் குழந்தைகளை வளர்த்தார்கள்.

இப்படி தானாக உண்டு தனக்கு பிடித்ததை கற்று தன்னிச்சையாக வளரும் குழந்தைகள் தானே ஆரோக்கியமானவர்களாக இருந்தார்கள். சுத்தம் சுகாதாரம் கல்வி எதிர்காலம் என்னன்னவோ சொல்லி குழந்தைகளின் மாலைப் பொழுதைப் பறித்துவிட்டு குழந்தை வளர்க்க ஆலோசனைகளைத் தேடி அலைந்து கொண்டுள்ளோம்.

இப்போது சொல்லுங்கள் குழந்தை வளர்க்க யாரிடம் கற்றுக்கொள்வது? இதையெல்லாம் இயற்கையாகவே கற்று வைத்திருக்கும் தானாக வளரும் குழந்தைகளிடம்தானே?

நன்றி

இயற்கை வாழ்வியலைப் பற்றிய ஆரம்பப்பாடம் புகட்டி என்னைக் கைபிடித்து அழைத்துச்செல்லும் அன்புத்தோழர் என் ஆசான் அக்குஹூலர் அ. உமர் ஃபாரூக் அவர்களுக்கும், எங்களின் ஆசான் அக்குஹூலர் K. போஸ்முகம்மது மீரான் அவர்களுக்கும், என்னுடைய எழுத்துகளை புத்தகங்களாக மாற்றி முன்னுரை எழுதி அழகுபடுத்தும் தோழர் போப்பு அவர்களுக்கும், இயற்கை வாழ்வியலில் என்னுடன் பயணியாய் உடன்வரும் தோழர்களுக்கும் நன்றிகள்.